HELLA KRAUSE-ZIMMER

GRIECHISCHE PLASTIK

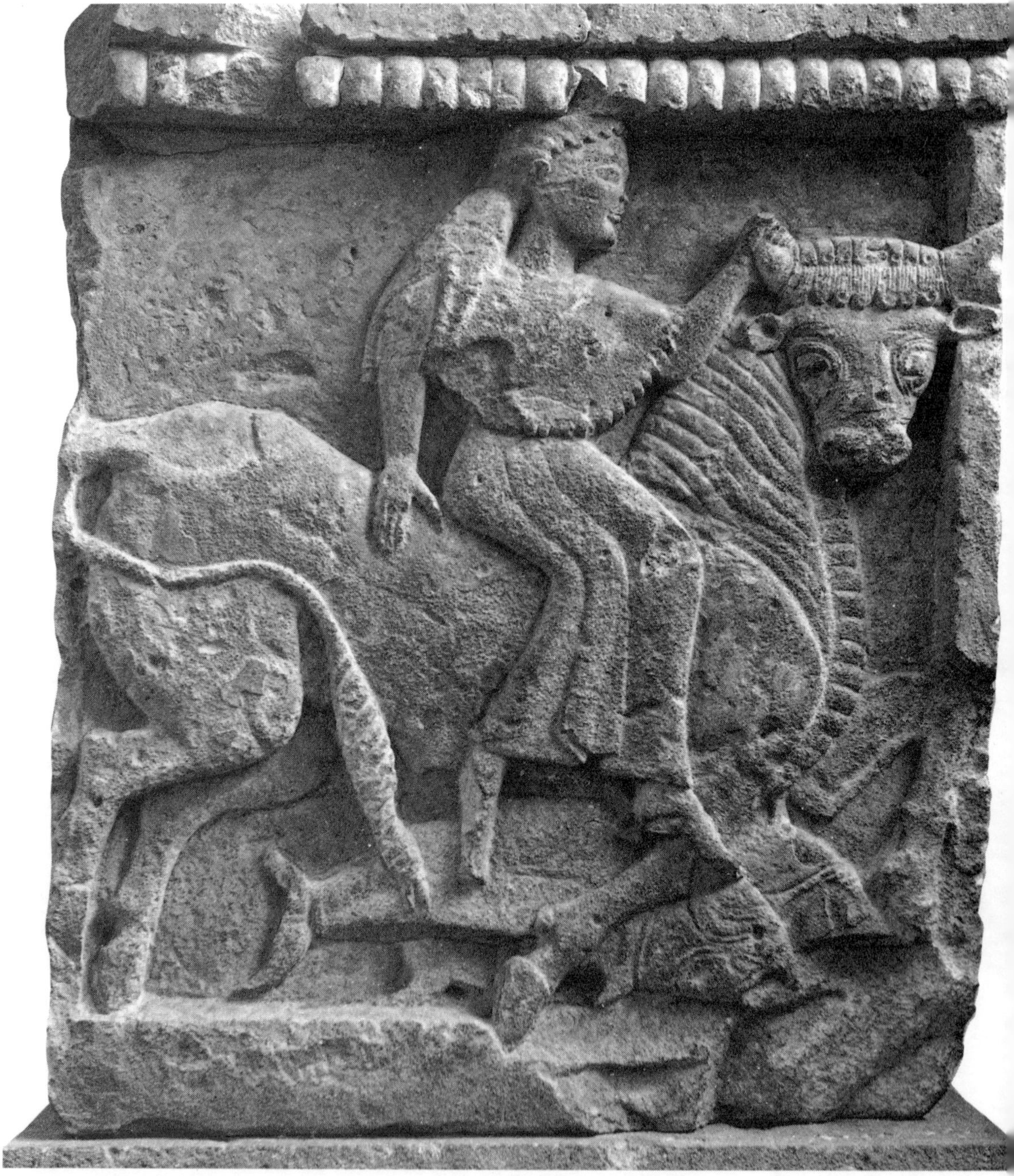

Europa auf dem Stier, Metope aus Selinunt, 6. Jh. v. Chr.

Hella Krause-Zimmer

Griechische Plastik

Rätsel und Offenbarung

Verlag am Goetheanum

Einbandgestaltung von Gabriela de Carvalho

Satz: Utesch Satztechnik GmbH, Hamburg
Herstellung: Freiburger Graphische Betriebe

ISBN 3-7235-0742-5

Inhalt

I.
Vorwort

Griechische Plastiken, auch die *Einzelplastiken,* sind mit der Gesamtheit der damals herrschenden mythischen Weltanschauung eng verbunden. Eine künstlerische Betrachtung kann dazu führen, an so manchem Bildwerk einen unsichtbar eingewobenen Hintergrund zu erkennen. Zwar gab das Mysterienwissen in der griechischen Epoche seine Führung an die sich entwickelnde Philosophie ab, doch blieb seine Einwirkung auf die Kunst weiterhin erhalten. Dieser Hinweis Rudolf Steiners bestätigt sich bei eingehender Betrachtung griechischer Bildwerke.

Kunst vollbringt ja das Wunder, zu beeindrucken und dennoch frei zu lassen. Dem einen verrät sie höhere Geheimnisse, dem anderen nur Äußerlichkeiten. Empfänglichen Seelen dringt sie bereichernd tief in die Lebenskräfte ein. Darüber zu theoretisieren führt leicht zu Mißverständnissen, mögen die folgenden Betrachtungen für sich selber sprechen.

Nur eines sei, aufs Ganze gesehen, vorausgeschickt.

Von etwa 800 v. Chr. an war von den damals führenden Völkern eine große Umorientierung zu bewältigen. Die kosmische Stierzeit, welche im wesentlichen die ägyptische Epoche geprägt hatte, mußte in die Widderzeit mit ihren ganz anderen Anforderungen hinüberverwandelt werden, denn der Frühlingspunkt der Sonne war in ein neues Tierkreiszeichen gerückt. Die griechischen Mythologien sind voll von den Spuren dieses Überganges.

Zur Zeit, als Zeus die Königstochter Europa durch das Meer nach Kreta trug, walteten offensichtlich noch die Stier-Impulse. Die Mythe ist merkwürdig. Um eine junge Frau durch das Meer zu tragen, verwandelt sich Zeus in einen Stier. Wäre ein Delphin dafür nicht viel geeigneter gewesen? Aber der Mythos will etwas anderes aussagen, will zeigen: Noch müssen die Götterkräfte durch das kosmische Tor des Stieres zur Erde fließen!

Nach alter Auffassung sind die Stierkräfte, bezogen auf den Menschen, im Nacken- und Kehlkopfgebiet wirksam, während Widder oder Lamm dem Kopf zugeordnet werden. Der Mythos vom Minotauros verrät, daß etwas Unrechtmäßiges, ein «Ungeheuer», entsteht, wenn die Stierkraft in den Kopf emporwächst und den Menschen beherrscht. Die Zeiten der alten Blutsmagie sind zu Ende. Die Blutsgewalt des Stieres hat dort nichts zu suchen, wo sich die Kräfte des Denkens frei entwickeln sollen.

Dem Widder oder Lamm sind die Opferkräfte immanent. So sprach der Widder, der Phrixos nach Kolchis trug, selbst: «Opfere mich und behalte mein goldenes Fell.» Opfermut liegt hinter dem Geheimnis des Goldenen Vlieses.

Der Stier aber geht widerwillig zum Opfer – er ist nicht «lammfromm». Seine Impulse suchen ihre Erfüllung durch Macht- und Kraftentfaltung. Widder und Lamm dagegen kommen zur Erfüllung ihrer Mission durch das Opfer. Das erforderte einen gewaltigen Sprung von einer Epoche zur anderen. Noch lange drängte die Stierzeit in die längst heraufgezogene Widderzeit hinein.[1]

Steht der Widder einerseits für die Befreiung der Kopfkräfte, für das Zurechtfinden im Labyrinth des physischen Gehirns, für eine Entwicklung, die von der kopfgeborenen Athena geführt wird, so ist andererseits das goldene Widderfell, welches die Argonauten nach Griechenland holten, Ausdruck des Mysterienstromes, bei dem Weisheit (Gold) nicht ohne seelische Läuterung, das heißt nur in Verbindung mit Unschulds- und Liebekräften (Lamm), errungen werden soll.

Diese zwei Strömungen, die mit der Wissensfähigkeit des Menschen ganz verschieden umgehen – die eine zielt auf kluge, listenreiche, aber kalte Intelligenz, die andere will die Grundprinzipien der Urweisheit für die Menschheit bewahren –, trennen sich in der griechischen Zeit. Die Mysterienströmung tritt zurück und wirkt mehr im Verborgenen, sie inspiriert Kunst und Kultur; nur auf die Wissenschaft soll sie keinen Einfluß mehr nehmen.

Was sich in der Vergangenheit aus bestimmten Entwicklungsnotwendigkeiten trennen mußte, wird in der Zukunft wieder zusammenfinden, wieder zusammengearbeitet werden müssen. «Wenn der Verstand und die Liebe sich wieder zu der höheren Weisheit vereinigt haben werden»,[2] dann werden jene schädlichen Einflüsse verschwinden, die aus dem Alleingang der einen Strömung inzwischen nur allzudeutlich zutage getreten sind. Der Mysterienschüler griechischer Zeit wurde mit Zukunftsgeheimnissen vertraut gemacht, die heute *unsere* Probleme und Aufgabenstellungen sind. Er wurde damit vertraut gemacht in der damals geeigneten Art – sie spiegelt sich wider in der Wort- und in der bildenden Kunst – in Mythos und Plastik.

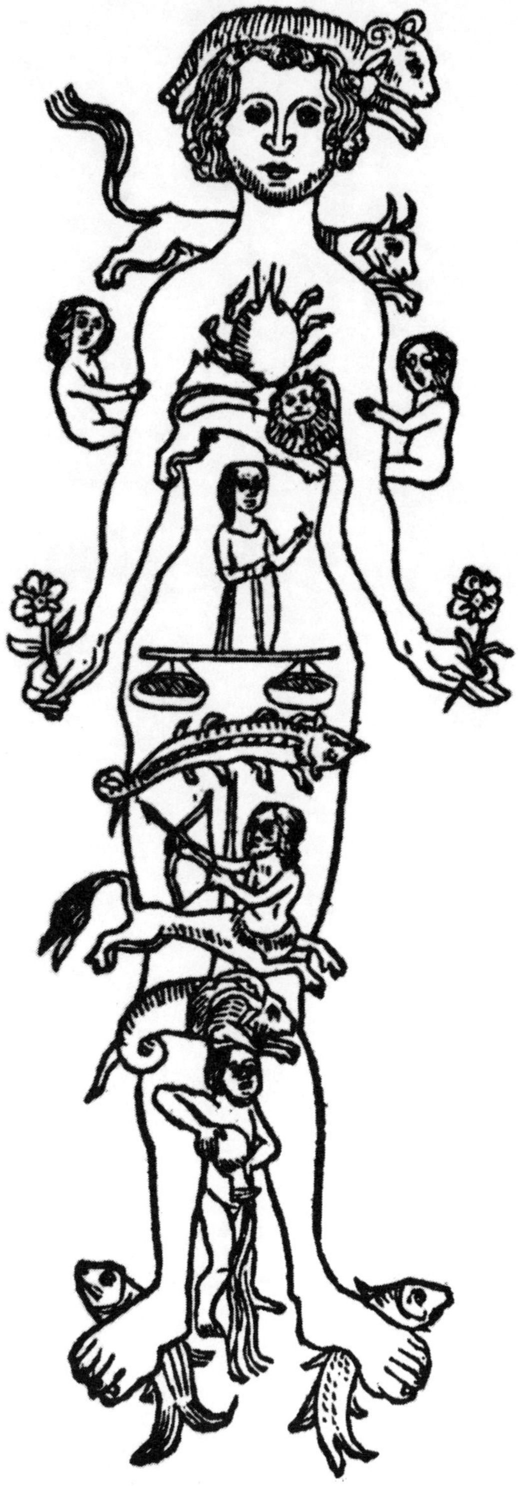

Mittelalterliche Darstellung
des Tierkreismenschen

II.
Vom Geheimnis der Kuroi

KROISOS

In welchem Museum der Welt man ihnen auch begegnet – jenen griechischen Statuen, die gar nichts «tun», die einfach dastehen: den Kuroi, den *Jünglingen* – immer wieder hält man erstaunt inne. Im Gegensatz zur Kore ist der Kuros ganz unbekleidet und trägt meist nichts in Händen, weder Opferschale noch Opfertier. Er wurde in und bei Tempeln aufgefunden – vornehmlich in Apollo-Heiligtümern –, wohin er vielleicht zu Ehren Verstorbener gestiftet wurde. Da diese Jünglinge mehr göttlicher als menschlicher Art zu sein scheinen, kann man oft nicht unterscheiden, was Weihebild und was Darstellung des Gottes ist. Besonders in der frühen Zeit schmelzen Jünglings- und Apollon-Darstellungen in eines zusammen.

Außer in Tempeln stellte man solche Statuen bei Gräbern auf – nicht im Sinne eines persönlichen Bildnisses mit portraithaften Zügen, auch nicht als Ausdruck der Jugendlichkeit des Toten, denn dieser konnte durchaus in reifem Alter die Erde verlassen haben.

Was «bedeuteten» diese Statuen? Zu welchem Zweck, in welchem Sinne wurden sie geschaffen? Ernst Buschor nennt die Kuroi «eines der wenigen großen Ur-Worte der frühen griechischen Großplastik ... echte Träger alter, starker Geistigkeit, aber von morgendlicher Frische des Seelischen durchströmt, göttlich in griechischem und jedem Sinne»[1].

Ein tiefes und großes Geheimnis webt um diese Gestalten, obgleich sie in ihrer Nacktheit kein Geheimnis zu haben scheinen. Sie stellen nichts vor uns hin als den menschlichen Leib, der durch keinerlei komplizierte Haltung oder Bewegung die plastische Kunst des Meisters vor uns interessant macht.

Die frühen Statuen oder auch die *eine* Linie ihrer Darstellungsart bilden zarte schlanke Körper, deren Leiblichkeit wenig irdisch-muskulöse Plastizität besitzt. Die Leiber wirken flach, die Arme hängend, wie etwa beim Jüngling von Melos oder dem aus Tenea (beide auf die Mitte des sechsten Jahrhunderts datiert).

Eine *andere* Linie führt zu einer Statue, wie sie der sogenannte «Kroisos» darstellt. Sie wurde ca. 520 für einen Toten dieses Namens errichtet mit dem Spruch:

«Bleibe stehen und trauere bei dem
Grabmal des toten Kroisos,
den unter den Kämpfern in vorderster Linie
der ungestüme Ares dahingerafft hat.»[2]

Diese Gestalt ist nicht so «zeichenhaft», so andeutend in bezug auf Körpervolumen, vielmehr in Schwellungen, Linien, Formungen stark betont. Die Waden, das Knie, die Oberschenkel, die breiten freien Schultern, die straffen und doch weichen Oberarme – in die Armbeuge mündend und von da zur Schwellung des Unterarms ansetzend –, die Einziehung am Gelenk, und dann diese zusammengehaltene Hand mit dem Daumen davor: Mit so großer Genauigkeit ist alles gebildet, daß es den Betrachter geradezu herausfordert, darauf sein Augenmerk zu lenken.

Keine Abbildung kann diese schwingende Plastizität wiedergeben; man verfolgt gewissermaßen eine Melodie, verfolgt Systole und Diastole, Einziehungen und Ausweitungen. Alles ist so prall und deutlich, daß es in die Augen «springt»! – Wie einem die Kniescheibe zum Bewußtsein kommt, das Gelenk in seiner ganzen Wunderbarkeit und Funktion, und wie scharf der Strich des Schienbeins zum Fuß gezogen ist! Da wird nichts verheimlicht, nichts verwischt, nichts ausgelassen. Man muß den Menschen anschauen in seinem Aufbau, und alles wird eher *zu* deutlich gemacht als verschwiegen. Aber es ist kein lehrhaftes Schema, sondern das Ganze blüht von Leben und Spannkraft. «Eine bis dahin unerhörte, üppige Sinnennähe»[3], so charakterisiert Buschor diesen Kroisos.

Über diesem Körper nun ein Kopf, dem lange Haare den Hintergrund geben und damit eine feierliche Entrücktheit unterstreichen, die bei manch anderem Kuros um diese Zeit zugunsten eines kurzen Haarschnittes schon aufgegeben worden war (530/520 Münchner *Jüngling aus Attika, Kopenhagener Kopf* aus Athen u. a.).

Feine Locken umrahmen Stirn und Schläfen, reich und schwer fällt das Haar auf die Schulterblätter herab. Zwar ist die Figur «nur» etwa zwei Meter hoch und kann in dieser Beziehung nicht mit so manchen anderen bis zu drei Meter emporwachsenden Statuen konkurrieren, doch war sie auf einem dreistufigen Podest aufgestellt und sah dadurch dennoch erheblich auf den Davorstehenden herab.

Der Blick der gemalten Augen geht geradeaus und wirkt doch wie niedergleitend, wie in einem bestimmten Winkel abwärtsschauend, so wie jemand vor sich hinschaut, der nicht eigentlich die Welt mit seinem Blick erfassen will, sondern auf einen inneren Vorgang konzentriert ist. Das mag am Doppelspiel von Plastik und Malerei in diesem Auge liegen: der malerische Blick ist geradeaus gerichtet, aber die Plastik des Augapfels wölbt sich oben weiter vor als unten.

Um den Mund schwebt das sogenannte «göttliche Lächeln» in einer zugleich zurückhaltenden und doch lieblichen Weise. Es hat nichts nach außen Tretendes. Es erblüht wie aus einem geheimen Vorgang und zugleich aus der ganz offenbaren Daseinsform des nackten, stehenden Mannes.

Dieses archaische Lächeln, von dem man nie sagen kann, ob es wirklich eines ist, läßt sich mit unseren heutigen, immer ganz vom Seelischen her geprägten Worten nicht charakterisieren. Es hat nichts von Verträumtheit. Am ehesten gleicht es noch dem Ausdruck eines Menschen, der von Erinnerungen weit entrückt wird und, an sie hingegeben, gar nicht bemerkt, daß er «lächelt». Es ist etwas Konkretes, gar nichts Verwisch-

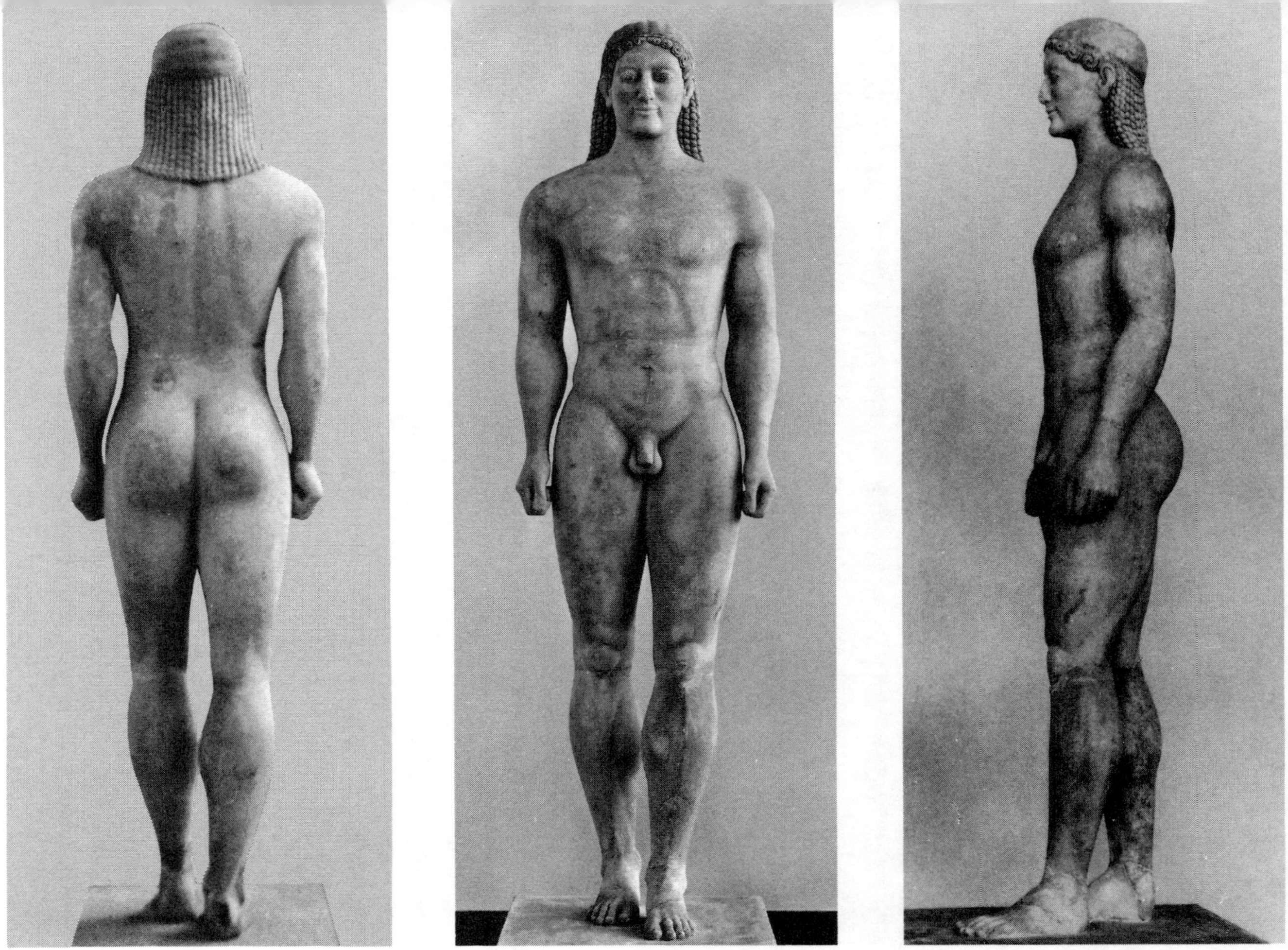

Kroisos, aus Anavyssos/Attika, um 520 v. Chr.
Höhe 194 cm, Parischer Marmor, Athen, Nationalmuseum

tes in diesem Mienenspiel und zugleich *Ferne*! Ferne von den irdischen Dingen, weit entrückt, oder – noch nicht angekommen. Und dann gleitet unser Blick hinab zu den Händen! Sie fallen nicht flach herab, sie sind locker und doch geballt: vier Finger sind eingezogen, der Daumen deckt die Öffnung.

Ägyptische Statuen umschließen mit ihren vier Fingern und dem Daumen eine Füllung der Hand, als trügen sie einen kurzen, runden Stab dazwischen. Schon viel ist darüber diskutiert worden, ob ein Mangel an technischem Können – die Hand auszuhöhlen – der Grund dieser eigenartigen Stäbe sei, oder was es «bedeute». Beim griechischen Kuros ist die Hand zwar freier und lockerer, aber nun wird der Innenraum vom Daumen verdeckt, der sich noch nicht für äußere Tätigkeiten preisgeben will.

Wir wissen: wenn wir die Hand zusammenziehen, so ist das ein Willensakt, eine kleine Anstrengung. Wenn wir sehr matt sind, dann hängen auch unsere Hände schlaff herab. Ein neugeborenes Kind dagegen, das uns als das schwächste und hilfloseste Geschöpf der Erde erscheint, hat geballte Fäustchen, zusammengezogene Fingerchen. Das ist kein Ausdruck von Kraftlosigkeit – im Gegenteil! Es ist eine Kraft, die – noch nicht von irdischem Willen dirigiert – aus den Wachstums- und Blühekräften dieses kleinen Körperchens kommt. Es ist Überfluß, der einem unbewußten kosmischen Leben entspringt, welches die Quelle aller Entwicklungsfähigkeiten des kleinen Kindes ist.

Die Handhaltung ist beim Kuros vollkommen symmetrisch, noch nichts hat sich in einen Rechts- und Links-Charakter differenziert. Ja, man kann sagen: die ganze Gestalt ist *bis* zu den Händen hinab symmetrisch; dann aber geschieht etwas: der Jüngling stellt ein Bein vor! Es ist nur eine leise Bewegung, ein kleiner Schritt, aber schon spielt sich alles ab, was für das «In-Bewegung-Kommen» charakteristisch ist – es beginnt die Asymmetrie, denn man vermag nichts in Bewegung zu bringen, ohne nicht wenigstens vorübergehend die Symmetrie zu verlassen.

An diesem Punkt des Erlebens angekommen, kann man den Eindruck haben: dieser Jüngling steht da wie ein *Wagenlenker,* der Zügel in den Händen hält! Die leichte Beugung im Armgelenk unterstreicht diesen Eindruck noch. Aber er lenkt nichts Äußeres; vielmehr: der Wagen ist sein Körper, und er spürt die Kräfte, die sich da im Spiel der Bewegung zu regen beginnen. So nehmen seine Hände eine Geste an, die sich von selbst aus dieser Situation formt, die so locker, so bestimmt und zugleich von irdischem Zupacken so entfernt ist, wie sein Blick und sein Lächeln.

Und das feine, feierlich gerahmte Haupt läßt die Erlebnisse aus der Körperwelt zu sich emporsteigen! Gerade die kleine, nicht zaghafte, sondern wie fragend ausgestreckte Fußgeste gibt für solche Beobachtung viel mehr Möglichkeiten, als eine große und heftige Bewegung es täte. Eine *meditative* Haltung durchströmt den ganzen Körper; bis in die Spitzen der Zehen hinein fällt nichts aus diesem wunderbaren Geschehen heraus. Die Gestalt gibt sich einer geistigen Erfahrung hin; sie prüft, aus dem Makrokosmos kommend mit ihrem Menschen-Ich, die Möglichkeiten des Mikrokosmos, der Erdenleiblichkeit.

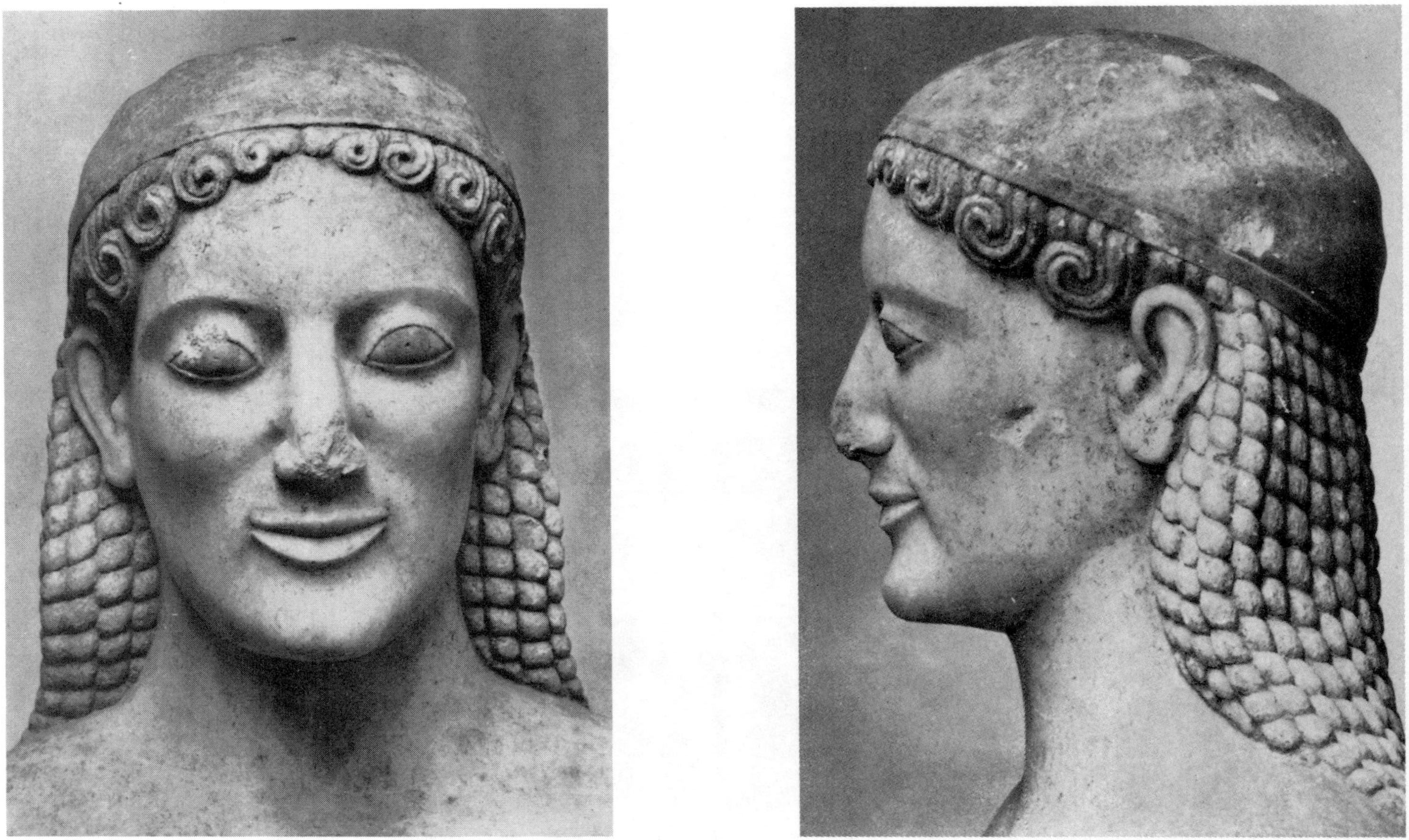

Kroisos, aus Anavyssos/Attika, Kopf

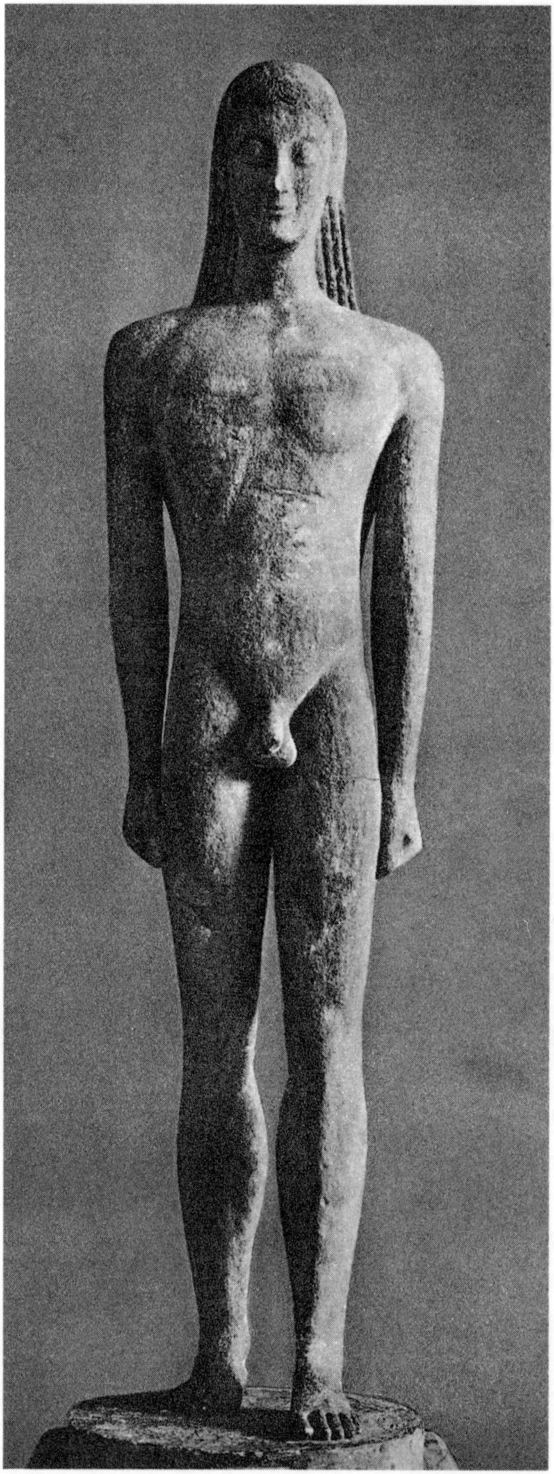

Jüngling von Melos, um 550 v. Chr.
Höhe 214 cm, Naxischer Marmor

Sie erlebt mit den Kräften der Hingegebenheit und zugleich mit Konzentration – eine Verbindung, die das Geheimnis der Meditation ausmacht. Sie beschäftigt sich damit, in den Leib hineinzusteigen als in ein Gefährt, das unser Erdenschicksal trägt. Gerade die Liebe zum Erdenschicksal (und damit auch die Liebe zum Leibe) muß in der griechischen Zeit eine Blüte ihrer Entwicklung erreichen.

Bei Kroisos enthüllt sich dieses Geheimnis mit besonderer Deutlichkeit, weil die pralle «Sinnennähe» dieses Körpers alle Möglichkeiten der menschlich-männlichen Gestaltung ausschöpft und ein vollkommener Vertreter der athletischen Künste im guten, alten Sinne ist. Dies Ganze aber wird durchzogen mit der vom Haupte ausgehenden nicht nach außen, sondern auf sich selbst gewendeten Konzentration. Sie richtet sich insofern aber doch auch wieder nach außen, als der Körper mit der Individualität noch nicht identifiziert, sondern als ein von kosmischen Kräften erbautes Gefährt bezogen wird. Bei Kroisos und seinem kraftvoll gestalteten Leibe spürt man die Zeitenschwelle, *nach* der die Identifikation mit dem Körper beginnt, wo das Gefährt zum Gefährten wird, um schließlich mit unserem Ich-Gefühl in eines zusammenzufallen.

VON KLEOBIS UND BITON BIS ZUM WAGENLENKER

Als Vorgänger auf dieser Linie, die in Kroisos ihren vollendetsten Ausdruck findet, könnte man zurückschauen auf die etwa siebzig Jahre älteren Doppelgestalten von Kleobis und Biton. Auch sie zeigen inmitten vieler «göttlicherer» Geschwister bereits diese athletische Note. Sie sind bis in die Größe hinein «menschlicher» als die zarten, überschlank hochschießenden Kuroi, wie sie besonders im siebten Jahrhundert v. Chr. entstanden.

Diese beiden Brüder, Kleobis und Biton, bringen sogar bis auf unsere Tage ihre Geschichte mit, die aus der Inschrift und aus Überlieferungen genau bekannt ist. Sie muß sehr berühmt gewesen sein, denn Herodot läßt sie sogar den weisen Solon vor dem Könige Kroisos in Sardes auf eine seiner Fragen erzählen. Die Mutter dieser beiden prachtvollen Söhne war eine hohe Hera-Priesterin. Als sie am Festtag der Göttin auf rinderbespanntem Wagen ins Heiligtum fahren wollte, waren keine Zugtiere bereit: Da spannten sich ihre Söhne vor das schwere Gefährt und zogen die Mutter zum Heiligtume.[4] Die Priesterin erflehte für diesen Dienst von den Göttern das größte Glück auf ihre Söhne herab. Sie gewährten es ihr: die Söhne starben. Sie starben augenblicklich in der Blüte ihrer Jugend und ihres Ruhmes, während sie im Tempel nach ihrer Leistung ruhten.

Dies geschah in Argos. Nach ihrem Tode wurden die Zwillingsstatuen geschaffen und im Heiligtum des Apollon von Delphi als Weihebilder aufgestellt.

So wenig diese Statuen Personenbildnisse im heutigen Sinne sind, so wenig ist solch eine Erzählung nichts weiter als eine «biographische Notiz». Sie führt uns vielmehr in das Geheimnis der archaischen Jünglinge tiefer hinein.

Vergleicht man Kleobis und Biton mit der Statue des Kroisos (die nichts mit dem gleichnamigen lydischen König zu tun hat), so bemerkt man den großen Entwicklungsschritt, der in diesen knapp hundert Jahren getan worden ist.

Bei den Statuen der Brüder aus Argos ist noch wenig von der an- und abschwellenden Melodie zu finden, die im Körper des Kroisos-Jünglings erklingt. Hier sind die einzelnen Partien noch flächenhafter voneinander abgesetzt, noch mehr «gezeichnet». Wie anders als Kroisos stellen sie ihren Fuß vor – flach und brav. Wie kurz sind die Partien der Oberarme! Der hier noch viel stärkere Knick im Ellenbogen unterbricht das gelassene Fluten von oben nach unten und unten nach oben, das wir bei Kroisos bewundern. Alles ist gedrungener. Die Spannung, die vor allem in den stärker angebeugten Armen liegt, läßt sie voll angestauter Kraft erscheinen.

Der Bildhauer spricht im Steine aus, was die Mythe mit Worten sagt: Eine noch wenig individualisierte, zwillingshaft verdoppelte Kraft wirkt hier; eine, die den Zügel noch *hinter* sich spürt! Kleobis und Biton gehen als Zugtiere dem mütterlich-göttlich-priesterlichen Wagen voran. Das ist ihr Ruhm, ihre Ehre. Sie tun es freudig, mit voller Hingabe, ihre athletische Erdenkraft gehört noch ganz den Göttern. Sie *werden* noch gelenkt.

Kroisos ist bereits bei sich selber angekommen. Wagenlenker und Zugtier fallen hier in eins zusammen, im Menschen, der sich *in sich* differenziert: zum Lenker, zum Gefährt, zu den Zugkräften. Der Zügel geht von der Waagrechten bei den vor das Gefährt sich spannenden Kleobis und Biton in die Senkrechte bei Kroisos, er geht vom Kopf bis zu den Füßen.

Aber dies ist gewissermaßen nur ein Augenblick in der Kuros-Entwicklung. So wie man von hier nach rückwärts zu Kleobis und Biton schauen kann und das Wagenlenker-Thema noch auf einer ganz anderen Stufe vorfindet, so kann man im gleichen Sinne von Kroisos nach vorwärts schauen, und man trifft auf das nun voll ausgebildete, deutlich nach außen tretende Thema im berühmten «Wagenlenker», der ca. 470 v. Chr. gleichfalls nach Delphi geweiht wurde.

Er hat den Unterarm emporgehoben (der fehlende andere Arm war vermutlich in gleicher Bewegung erhoben), und unter dem deckenden Daumen liegt nun wirklich ein Zügel. Er steht ruhig, setzt keinen Fuß vor, denn an sich selbst sucht er nicht mehr das Erlebnis des ätherischen Kräftespiels. Über diese Stufe ist er hinaus. Nun wendet er seine Kraft nach außen und lenkt jagende Tiere über den Erdboden hin.

So wie Kleobis und Biton den Wagen zogen zu Ehren der Götter, von priesterlicher Mutterkraft im Rücken gelenkt, so lenkt dieser Jüngling nun selbst die Zugtiere – aber auch er zu Ehren der Götter!

Ebenso standen auch Kroisos und alle seine Gefährten – die große Gruppe derer, die

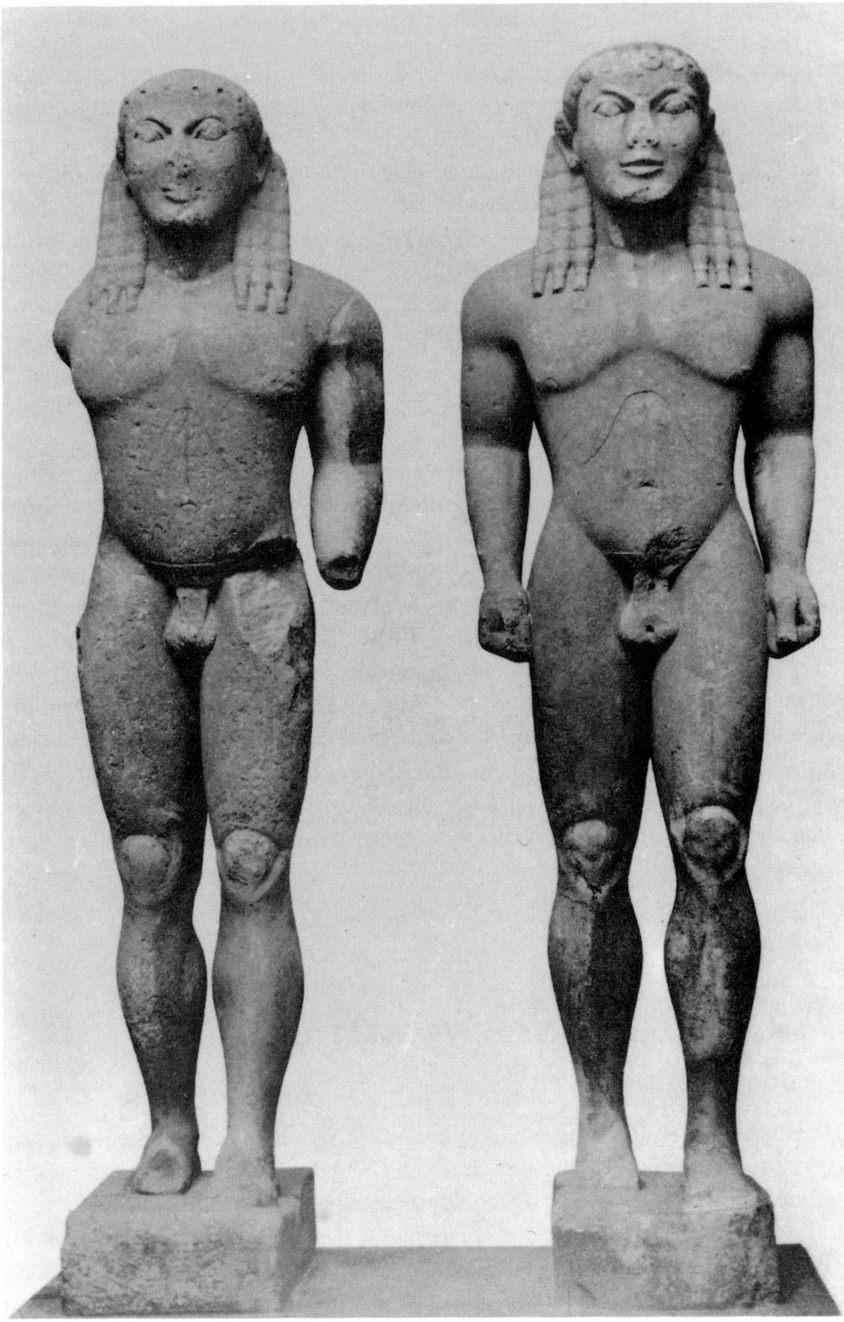

Kleobis und Biton, Delphi, frühes 6. Jh. v. Chr.
Höhe 216 cm, Inseljonischer Marmor

scheinbar nichts tun, als nur den Fuß leicht vorzusetzen – vor den Göttern, ob in Tempeln oder an Gräbern. Diese drei «Wagenlenker»-Stufen demonstrieren Entwicklungsschritte des Menschwerdens, sind Ur- und Sinnbilder eines gesamt-menschheitlichen Themas. Sowohl für Götter wie für Menschenaugen sind sie Richtbilder und Maßstäbe.

Und noch eines können wir an diesen drei Beispielen sehen: Wenn der Mensch seinen Leib «erkannt» hat und in ihn wirklich eingezogen ist, dann hört die unschuldige göttliche Nacktheit auf! Mit einem Male kann man in Griechenland diese Jünglinge nicht mehr darstellen – der Wagenlenker zu Delphi trägt bereits ein langes Gewand.

Die Nacktheit gehörte zu jenem göttlichen Kindheitsstadium, wie es die Griechen als Quelle ihrer Kultur entfalten konnten, und wie es nur ihnen eigentümlich war. Die Ägypter zum Beispiel kannten derartiges nie, arbeiteten dafür aber schon längst viel mehr im Sinne des Portraits.

So hat sich das Ideal des Wagenlenkers in hundert Jahren gewandelt: vom gelenkten Zugtier zu Ehren des Gottes hin zum selbst lenkenden Sieger zu Ehren des Gottes.

Aber das Kuros-Thema im alten, echten Sinne hört in dem Augenblick auf, als mit dem Einzug in den Leib der «Sündenfall» erlebt wird. Das heißt mit anderen Worten: die archaischen Jünglinge stehen außerhalb des Sündenfall-Geschehens! An ihnen ist nichts vom «alten Adam» zu spüren. Sie sind wie ein auf- und ausgesparter Lebensraum, in dem das blühende Bild des Menschengeschlechtes unangetastet steht.

Worte, die ein derartiges Erlebnis an den Kuros-Statuen ausdrücken, kann man hier und dort lesen. So bei Ernst Buschor, der davon spricht, daß «dieses Bild unzweideutig eine mit dem Ewigen verbundene Schicht des Menschen bezeichnet hat, die damals – und niemals wieder in späterer Zeit – zur reinen Darstellung gelangt ist; und es ist gewiß kein Zufall, daß auch die Schöpfer dieser Statuen sich nicht oder nur ganz selten mit Namen genannt haben».[5]

DER JÜNGLING BIST DU ...

Nur skizzenhaft können Vorgänge angedeutet werden, welche Rudolf Steiner in seinem Vortragszyklus «Von Jesus zu Christus» darstellt. Der Leser, dem diese Zusammenhänge unbekannt sind, möge sie für eine Weile dahingestellt sein lassen.

Rudolf Steiner spricht dort von einer Bruderseele des Adam, von einem anderen Adam, welcher von der durch den Sündenfall einsetzenden Entwicklung zurückgehalten wurde. Er inkarnierte sich bis zur griechisch-römischen Zeit nicht auf Erden und bewahrte das Wesen des Menschen so rein, wie es die Götter ursprünglich gemeint und veranlagt hatten.

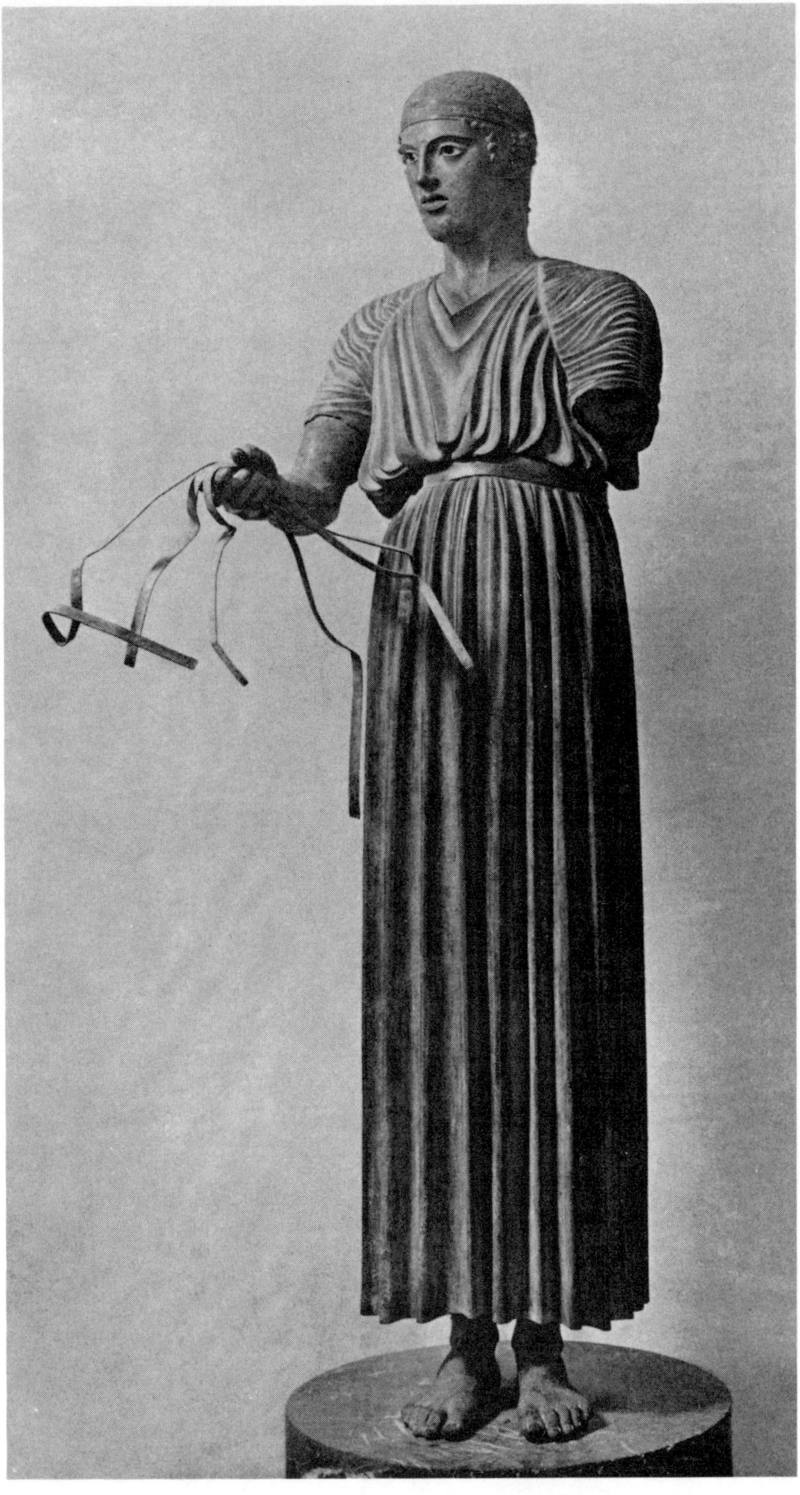

Wagenlenker
Delphi, um 470 v. Chr.
Höhe 180 cm, Bronze

«Als damals der Mensch seinen fleischlichen Inkarnationen auf der Erde übergeben worden ist, wurde von dem, was ‹Mensch› werden sollte, etwas zurückbehalten ... Also ein Ich, das fortlebte *neben* der übrigen Menschheit, und das bis zu der Zeit, von der wir jetzt sprechen, wo die Ereignisse von Palästina geschehen sollten, noch nicht in einem menschlichen physischen Leibe jemals verkörpert gewesen war, ein Ich, das noch in derselben Lage war wie – wenn wir jetzt biblisch sprechen wollen – das Ich des ‹Adam› *vor* seiner ersten fleischlichen Verkörperung.»[6]

Dieser rein gebliebene Teil der Menschheit inkarnierte sich erstmalig zur Zeitenwende als der nathanische Jesus in Bethlehem und wurde nach der Jordantaufe zum Träger des Christusgeistes, zum Christus-Jesus.

Im Mysterienwesen des Altertums war diese rein gebliebene Menschheits-Substanz bekannt. Und die Kuroi, die wie außerhalb der Sündenfall-Entwicklung stehen, sind wie Endpunkte eines Strahles, der aus dem Geheimnis verschlossener Mysterien in die Außenwelt drang. Aus dem Tabernakel blitzte er auf, in dem die aufgesparte Menschheitsseele des kommenden Jesus heilig verborgen weste. In diesen Kuroi warf er sein Zukunftslicht Hoffnung-spendend in die griechische Welt.

Derartiges auszusprechen, mag kühn erscheinen – oder auch phantastisch. Aber nichts anderes sagt *Novalis* in seinen «Hymnen an die Nacht». Im Hymnus, der beginnt: «Zu Ende neigte die alte Welt sich ...», schildert er die Geburt des Jesusknaben «in der Armut wunderbarer Hütte». Und nachdem er eine Zeit von diesem Ereignis gesprochen hat, läßt er einen griechischen Sänger in Palästina erscheinen. Dieser erkennt die Verbindung, die zwischen den Jünglingsstatuen in Griechenland (die an der Zeitenwende alle schon mindestens 500 Jahre alt waren) und diesem neugeborenen Kinde in Bethlehem besteht.

«Von ferner Küste, unter Hellas heiterm Himmel geboren, kam ein Sänger nach Palästina und ergab sein ganzes Herz dem Wunderkinde:

Der Jüngling bist du, der seit langer Zeit
Auf unsern Gräbern steht in tiefem Sinnen.
Ein tröstlich Zeichen in der Dunkelheit,
Der höhern Menschheit freudiges Beginnen;
Was uns gesenkt in tiefe Traurigkeit,
Zieht uns mit süßer Sehnsucht nun von hinnen.
Im Tode ward das ew'ge Leben kund,
Du bist der Tod und machst uns erst gesund.»[7]

Das kleine neugeborene Jesuskind und die alten, über-lebensgroßen und nicht selten zu «Kolossalskulpturen» aufwachsenden steinernen Jünglingsstatuen Griechenlands bringt der Sänger in unmittelbare Beziehung. Ihm sind sie die Brücke zum Verständnis des Ereignisses in Bethlehem. Wie die Hirten wußten: Du bist es, den die Engel verkündeten. Wie die Könige wußten: Du bist es, dessen Stern wir kennen!, so sagt der Grieche: Du bist es, der seit langer Zeit auf unseren Gräbern steht! «Der höhern Menschheit freudiges Beginnen.»

DIE KUROI UND APOLLO

Der wunderbare Zusammenhang zwischen dem nathanischen Jesus und dem griechischen Kuros läßt sich noch auf andere Weise beleuchten.

Am Anfang wurde erwähnt, daß diese Jünglingsstatuen, sofern sie nicht auf Gräbern standen, vornehmlich dem Apoll geweiht waren, ja, daß man eigentlich nicht unterscheiden kann, wann sie eine Darstellung des Gottes meinen oder ein «Jüngling» sein sollen. So wird zum Beispiel der Kuros von Tenea allgemein «Apoll von Tenea» genannt. Diese Doppel-Bedeutung liegt praktisch über allen Statuen, die nicht speziell mit einer Inschrift bezeichnet aufgefunden wurden. Und selbst da bleibt das Geheimnis des Kuros noch immer offen.

Auch was, um einen Namen zu haben, «Kroisos» genannt wird, ist eine ungenaue Bezeichnung. «Stehe hier und trauere bei dem Grabmal des toten Kroisos ...» steht auf der Inschrift. Es steht nicht da: Das ist Kroisos oder soll Kroisos sein. – Eine andere Statue, die man in der Nähe des Kroisos (bei Anavyssos in Attika) fand, nennt man «Aristodikos». Die Inschrift ist sehr kurz und lapidar. Sie ist auf dem Sockel unterhalb der Statue eingraviert und heißt: «Des Aristodikos». Jeder mag sich das nun auf seine Weise ergänzen.

Mit keinem anderen Gotte könnte man diese Statuen verwechseln oder identifizieren, nicht mit Ares und Hermes und schon gar nicht mit Zeus oder Poseidon – nur mit Apoll. Apoll ist die göttlich-unsichtbare Seite des gleichen Wesensbildes, das mit den Kuroi gemeint ist.

Was wir so im äußeren Sinnenfelde als Erscheinung antreffen, hat wiederum einen Hintergrund, welchen Rudolf Steiners Forschung erhellt.

Ehe Christus sich bei der Jordantaufe zum Erdenwirken in den Jesus niedersenkte, war er aus göttlichen Bereichen schon lange mit der Menschheitsentwicklung verbunden. Diese Entwicklung geriet in einem noch sehr frühen Stadium dreimal in höchste Gefahr, die durch den Christus abgewendet wurde. Insofern spricht Rudolf Steiner von drei «vorchristlichen» Christusopfern.[8]

Sie retteten dem Menschen im Erdenfelde das Niveau seiner Daseinsbedingungen.

Ein Hilfe- und Jammerschrei, sagt Rudolf Steiner, drang in sehr alter Zeit aus der Menschenwelt empor, weil die Sinneswerkzeuge nicht die heutige Neutralität besaßen.

Zum Beispiel reagierte das Auge den Farben gegenüber mit größerer Heftigkeit in Sympathie- und Antipathiegefühlen. Der Mensch wurde durch die Sinneseindrücke in allzu physischer Art von Freude und Schmerz attackiert. Diesen Jammer empfand jene Wesenheit des späteren nathanischen Jesus sehr tief. Dadurch wurde sie geeignet, von dem kosmischen Christus durchdrungen zu werden. Dieser übersinnlich wirkende Christus-Jesus ordnete die kosmischen Kräfte, die mit dem Aufbau der Sinnesorgane zusammenhängen, so daß der Mensch nun mit Ruhe und Weisheit «hinschauen konnte auf alle Sinneswahrnehmungs-Nuancen».[9]

Die Störungen in der menschlichen Natur kamen von jenen Kräften her, die in der Bibel unter dem Sündenfall-Geschehnis dargestellt sind. Noch zweimal mußte der kosmische Christus-Jesus eingreifen, um der Menschheit die Existenzbedingungen zu retten, die ihm von den geistigen Verführern und Gegnern korrumpiert wurden. Die Lebensorgane erhielten Mäßigkeit eingepflanzt, so daß der Mensch nicht unter die Herrschaft von Gier und Ekel geraten mußte. Und schließlich war eine Chaotisierung der Seelenorgane, des Denkens, Fühlens und Wollens eingetreten, die harmonisiert werden mußte.

In den alten Religionen, Mythen und Göttervorstellungen spiegelten sich diese drei großen Ereignisse auf verschiedene Weise.

Jenes noch unverkörperte Wesen, das sich später als lukanischer Jesus inkarniert, wird von der Christuswesenheit zu besonderen Taten fähig gemacht, nämlich «fähig, herauszustoßen aus Denken, Fühlen und Wollen dasjenige, was als Drache in ihm wütet und es ins Chaos hineingebracht hätte. Die Erinnerung daran waltet in all den Bildern, die als Sankt Georg, der den Drachen besiegt, in den Menschenkulturen sich geltend gemacht haben. St. Georg mit dem Drachen spiegelt jenes überirdische Ereignis, wo der Christus den Jesus durchseelt hat und ihn fähig gemacht hat, herauszustoßen den Drachen aus der menschlichen Seelennatur ...

Es ist eigenartig, wie für das griechische Auffassen *eine* Göttergestalt aus den anderen Göttergestalten herauswächst ... die Gestalt des Apollo. In eigenartiger Weise wuchs die Gestalt des Apollo heraus. Was schauten die Griechen in ihrem Apollo?»[10]

Sie schauten: Apollo den Drachenbesieger; Apollo mit der Leier: den Harmonisierenden; Apollo den Heiler: den Vater des Asklepios. Das alles können wir uns vor die Seele stellen, um die Sätze Rudolf Steiners zu begreifen: «Die Projektion, die Abschattung in das Griechengemüt hinein des von dem Christus durchseelten Engels ist Apollo.»[11]

So führt die Betrachtung dieser Jünglingsstatuen nach zwei Seiten zu jener Wesenheit hin, die als «nathanischer Jesus» (der Jesus des Lukas-Evangeliums) bezeichnet werden kann. *Einmal* zu seiner irdischen Verkörperung, an seine Geburtsstätte nach Bethlehem: «Der Jüngling bist du, der seit langer Zeit auf unseren Gräbern steht ...»[12]; zum *anderen* zu seinem vorchristlichen kosmischen Wirken, das für die Griechen identisch war mit Apoll.

Jeder Mensch hat in sich die Wirkungen dieser vorchristlichen Christustaten dadurch, daß er ein geeignetes Leibesgefäß beziehen kann. Er darf es mit Dank- und Glücksgefühlen beziehen; er darf Freude haben an der schönen Ordnung des menschlichen Mikrokosmos. So ist er verbunden mit den Göttertaten, die ihm zugleich der Garant für die Zukunft, für das Unzerstörbare in seinem Wesen sind.

Das ist ein Teil der stummen Ansprache, welche die apollinischen Jünglinge den Menschen vor Augen stellten.

TRAUM VOM MENSCHHEITSBEGINN – APOLL VON TENEA

Unter allen Kuroi gilt der Apoll von Tenea als ein wahres Wunder. Seine Entstehungszeit, die man vor der Mitte des 6. Jahrhunderts (v. Chr.) ansetzt, ist relativ früh. Er ist damit aber doch auch nur um wenige Jahrzehnte älter als zum Beispiel jener «Kroisos» von Athen, der schon wieder um so vieles diesseitiger ist, daß eine ganze Welt zwischen beiden zu liegen scheint. Die Epoche dieser Statuen ist ja überhaupt nur auf etwa 150 Jahre bemessen: von der Mitte des siebten Jahrhunderts, also von etwa 650 an, bis zum Jahre 500, wo es ziemlich plötzlich mit diesem Gestaltungsimpuls aufhört. Manche vermuten als Grund des Versiegens eine Sparsamkeitsverordnung in bezug auf den Grabkult; das könnte sich aber erstens nur auf den athenischen Bereich beziehen, während die Fundorte dieser Skulpturen im ganzen griechischen Raum gestreut sind, und würde zweitens den deutlichen Stilwandel nicht erklären, der mit dem 5. Jahrhundert so beginnt, daß die Kunsthistoriker nun von *Klassik* und nicht mehr von *Archaik* sprechen.

In den 150 Jahren, die diesen Jünglingsstatuen gegeben waren, vollzog sich eine Entwicklung, die den Typ des Kuros zusehends irdischer werden ließ. Die Jünglingsidee zog gewissermaßen immer tiefer in den physischen Körper ein. Aus einem mehr geistigen Bild, das sich mit der Körperlichkeit nur wie mit einer Rune bekleidet hatte (eher zeichenhaft als plastisch-schwellend), wurde mehr und mehr die Darstellung des irdisch möglichen Jünglings. Kein «Apoll» mehr, sondern *verkörperte* Jünglingsidee. Als diese Grenze erreicht war, hörten die Jünglingsbildnisse auf – die Entwicklung war ausgeschöpft.

Ernst Buschor drückt es einmal so aus: «Das große Zeichen [eben die Jünglinge], das die Frühzeit kühn aus geistigen Bereichen geholt hatte, war von der hocharchaischen Kunst allmählich mit dem Geist der Palästra gesättigt worden; die spätarchaische hat es immer enger mit den Scharen der übenden Männer und Knaben selbst verknüpft.»[13] – Mit dem Geist der Palästra gesättigt heißt hier soviel wie: der Geist wurde mehr mit dem Sinnlich-Anschaubaren verknüpft, mit dem äußeren Erlebnisbild der sich in Kampfspielen bewegenden männlichen Jugend. Dabei ist allerdings festzuhalten, daß der Kuros nicht oder nur andeutungsweise bewegt dargestellt wurde, aber er nahm den Ausdruck *athletischer Möglichkeiten* mehr und mehr in sich auf. – «Eine knospenhaft verborgene Dynamik» erfüllt die Kuroi. «Uns dünkt, als seien das Überzeitliche und das Zeitliche … hier nahtlos vereint.»[14]

Der *Tenea,* ausgegraben im gleichnamigen Ort in der Nähe von Korinth, wurde zwar mit gebrochenen Armen und Beinen vorgefunden, doch war über seinen Kopf als schützende Hülle ein tönernes Gefäß gestülpt, so daß – seltenes Ereignis – sein Antlitz unbeschädigt geblieben war. Erblickt man ihn zum ersten Male, so denkt man zunächst in Ausrufen: «Wie zierlich er ist! Welche Leichte und Zartheit! Er wirkt fast wie ein Tänzer mit seinen hellen Gliedern!» – Hier ist noch nichts vom «Geist der Palästra», von sonnenbraunen, ölglänzenden Gliedern, die sich vor kundigen Augen im Wettkampf messen. Will man ihn freilich mit seinen schlanken, weit überlebensgroßen Brüdern wie dem Apoll von Thasos oder dem von Sunion vergleichen, dann findet man ihn doch schon «menschlicher» und «körperlicher» und begreift den Weg zum Kroisos hin.

Vom Scheitel bis zur Sohle stellt sich an ihm die Senkrechte in einer so vorbildlichen Haltung dar, wie sie unsere heutigen verschobenen und verschrobenen Körper gar nicht mehr zustande bringen. Hier steht der Mensch zwischen Erde und Himmelseinstrahlung als verbindendes Glied in freier Schönheit – ohne nach vorn fallende Schultern und gekrümmten Nacken, ohne vorgeschobenen Hals. Wenn wir versuchen, unsere eigene Haltung an ihm zu korrigieren, so spüren wir einen Hauch der verlorenen Würde und Anmut der Menschengestalt. Er ist ein «Standbild» im eigentlichen Sinne des Wortes, «als ob das Stehen, das aufrecht, gebieterisch In-die-Luft-Ragen seine eigentliche Aufgabe wäre»[15].

Im großen ganzen gilt das für alle Kuroi. Aber nun sehen wir dem Tenea ins Antlitz, das so unverwechselbar ist und ihn von allen anderen uns bekannten Statuen abhebt. Zweifellos, es ist ein sehr archaisches Antlitz, aber es ist – besonders im Profil – nun, sagen wir es herb und deutlich: nicht besonders photogen. Springt die Nase nicht zu weit vor, sind die Mundwinkel nicht zu stark hochgezogen und die Augen nicht viel zu wenig in eine Höhlung eingebettet? Lächeln wir nicht ein wenig, wenn wir die Photographien vor uns haben?

Vor dem Original kommt keine Spur solcher Empfindungen auf. Trotzdem ist es zunächst schwer, wirklich an den Tenea heranzukommen. Auf eine nur ihm eigene Weise schaut er *verwundert* in die Welt. Als gingen seine Augen mit den Blicken gleichsam ein Stück hinaus – den Dingen entgegen. Als habe er noch nicht gelernt, das Auge selbst zurückzuhalten und nur den Blickstrahl zu versenden. Noch kennt er den Abstand nicht, das reservierte *Visavis* zu den Erscheinungen der Welt. Sieht er nicht aus, als sei er eben neu auf die Erde gekommen und ginge wie ein erster Mensch durch den

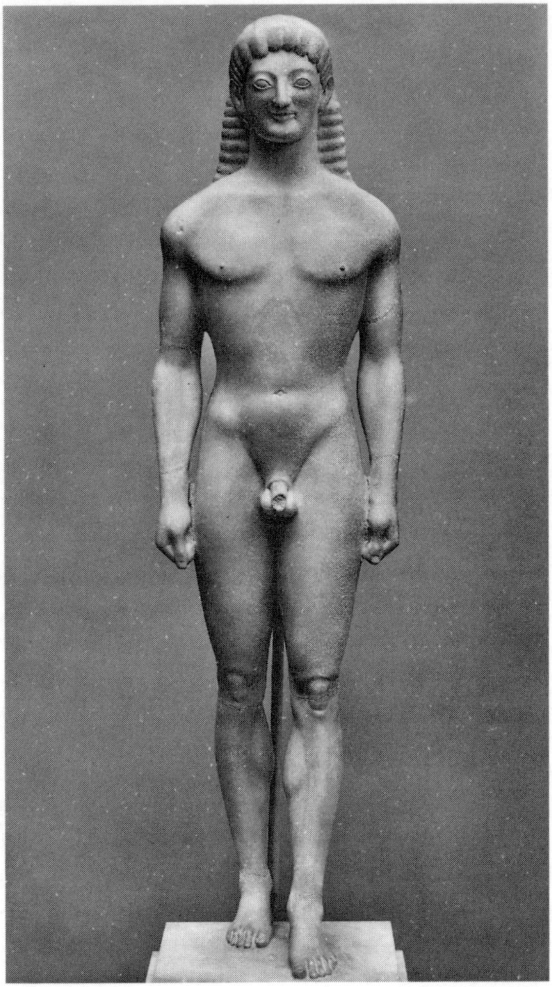

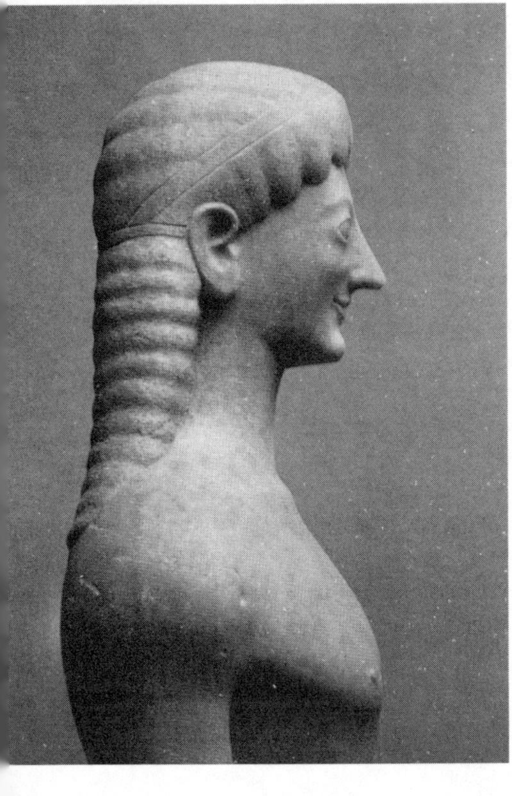

Jüngling aus Tenea, 560/550 v. Chr., Marmor
Höhe 153 cm, München, Staatliche Antikensammlung

Wundergarten des Paradieses? Der leise flimmernde weiße Marmor legt einen Flaum um die ganze Gestalt, einen Flaum von Glanz und Unberührtheit. Unbewußt der eigenen Herrlichkeit und der ihn durchströmenden Harmonie, ist er eher der Gottesgedanke «Mensch» als ein gewordenes Einzelwesen. Noch kennt er keine Reflexion, hat vom Baum der Erkenntnis noch nicht gegessen, oder die Wirkung des «Apfels» ist in ihm noch nicht aufgegangen. Er setzt sich der Welt ohne Vorbehalt aus, ohne Gutes zu loben oder auf Böses gefaßt zu sein. Sein ganzes Wesen lebt in der Aufrechte, die ihn trägt und heraushebt: «Krone der Schöpfung».

Um diese Menschlichkeit kann man sich nur eine paradiesische Welt ausgebreitet denken. Unmöglich, sich ein solches Wesen in der heutigen Umgebung vorzustellen. Die zarte Physis setzt sich der Welt nicht als «starker Herr» entgegen. Sieht man nicht an ihr, daß der Mensch gar nicht bestimmt war, so irdisch schwer und fest zu werden? Seine Leiblichkeit ist Lieblichkeit. Sie ist durchlässig, transparent. Was bleibt von dem leicht Karikaturhaften, das uns die Photographie vorspiegelt? Sie spiegelt es uns vor, weil wir durch sie nur etwas Bestimmtes sehen können: die Form, die Graphik – nur die *Umrisse* des Profils. Den flimmernden Marmor sieht man nicht, und auch nicht, wie das Licht die vorspringende Nase ganz durchleuchtet. Materie und harte Kontur wird dadurch weggenommen, aber die *Durchstrahltheit* des Antlitzes wundersam erhöht.

Erst als ich den Begriff «Adam» – «Adam im Paradiese» – voll gefaßt hatte, wurde mir der Tenea wirklich vertraut. Lebte 570 Jahre vor der Zeitenwende das Bild des Menschheitsbeginnes noch so lebendig in den Seelen? Den Menschen, der vom Affen abstammen soll, hatte noch keiner erfunden. Den Künstlern, die solche Gestalten bildeten, und den anderen, die sie täglich sahen, die sie als Opfer für die Götter und zum Gedächtnis ihrer Toten in Auftrag gaben, hätte das niemand erzählen können. Sie hätten geantwortet, was der Tenea noch heute sagt: Warum verdrehst du die Dinge? Siehst du denn nicht die Wahrheit? Der Affe ist die Karikatur des Adam, ein abgefallenes Blatt vom Götterbaum der Entwicklung. Sieh den Tenea an! Und versuche, ihn aus dem Affen herauszudestillieren! Aber gib Rechenschaft über alle Stadien, die dir dabei fehlen oder unbegreiflich bleiben! Aus dem Geist und aus dem Licht kannst du dir dieses Menschenbild verdichtet denken – wie soll er aus tierischer Verzerrung hervorgegangen sein?

Wie wir vernahmen, sagt Novalis über diese Jünglingsstatuen: «Was uns gesenkt in tiefe Traurigkeit, zieht uns mit süßer Sehnsucht nun von hinnen»[16] – nämlich zur Geburt des Jesus in Palästina. Man fragt sich: Ist das denn dasselbe? Was uns einerseits in Traurigkeit senkt, zieht uns andererseits mit süßer Sehnsucht zum Christus hin? Wie kann man das verstehen? Doch wohl nur in dem Sinne, daß dem Griechen in diesen Kuroi die Erinnerung an die verlorene Paradiesesleiblichkeit des Adam vor Augen stand und der Verlust die Seele mit Traurigkeit erfüllte. Aus dieser Traurigkeit entstand die Sehnsucht nach demjenigen, der die sinkende Entwicklung wieder aufwärts führen könnte – nach dem «neuen Adam», welcher «der höhern Menschheit freudiges Beginnen»[17] darstellt.

Erstaunt es immer noch, daß der Tenea nicht photogen ist? Der frühe Mensch wäre überhaupt nicht photogen gewesen. Sein Wesenhaftes *umschimmerte* ihn noch. Photogen wird erst, was unzweideutig und beinahe völlig in die Form hineinschlüpft und Licht und Schatten als äußere Erscheinungen teilt. Diese Welt kann man mit der Linse erfassen – je härter und äußerlicher sie ist, desto besser. Das wirft ein charakteristisches Licht auf das heutige Stadium der Menschheits-, ja, der Erdentwicklung überhaupt als einem Zeitalter der Photographie. Als die Menschen noch so aussahen, wie der Tenea es andeutet, hätte unmöglich die Photographie erfunden werden können. Diese Augen konnten sich an keinen Apparat pressen, dieser weite Blick faßte noch nicht so konturhaft die Quantitäten der Welt. Dieses Auge, das so weit vorn sitzt, spricht von einem Menschen, dessen Innerlichkeit noch mehr außen ist, der mit seinem ganzen Wesen lebendig dorthin geht, wohin er schaut.

Schmal und steil ist der Rippenbogen, hoch aufgereckt der Hals: ein Mensch, dessen ganzes Sein noch mehr dem Oberen angehört. Das ist bei dem Kroisos schon anders. Da hält alles ein mittleres Maß, ist Gleichgewicht zwischen Himmel und Erde. Der Hals ist kürzer, der Rippenbogen wölbt sich in gelassener Vollkommenheit und steilt nicht wie bei dem Tenea schmal empor. Der Fall der Haare unterstützt beim Kroisos die Tendenz des Herabkommens in die Gestalt, den Tenea dagegen halten die waagerechten Linien seiner Frisur wie im Schweben. Er soll nicht sinken, er soll bleiben als erinnernder Traum an den sündlosen Anfang der Menschheitsentwicklung.

III.
Stier- und Widder-Träger

DER STIERKALBTRÄGER VON ATHEN

Ein anderer Typus als die Kuroi sind die Opferträger. Sie halten auf vorgestreckten Händen Opfergaben, oder aber sie bringen ein Lamm oder einen Widder zum Altar eines Gottes oder einer Göttin. So stehen sie in der Nähe eines Tempels in immerwährender Opferhandlung zugunsten ihres Spenders oder eines Verstorbenen, für den sie gestiftet wurden.

Eine Ausnahme macht die berühmte Statue des Kalbträgers. Einmal, weil sie kein Lamm, sondern einen jungen Stier zum Opfer bringt, zum anderen, weil hier Mensch und Tier zu einer seltsam vertrauten Einheit verschmolzen werden. Das kennt man von anderen griechischen Opferträgern nicht (oder höchstens der späten Zeit, worauf noch zu kommen ist). Sie tragen ihr Tier achtlos, etwa an den Hinterbeinen, mit herabhängendem Kopf, oder über die Schulter geworfen, den Kopf nach unten; und selbst, wenn sie es hinter oder über ihren Schultern hochstemmen, ist es eine «Sache», gekauft oder aus der eigenen Herde genommen, vertauschbar mit einem anderen Tier. Eine innere Beziehung zwischen Träger und Opfer ist nicht zum Ausdruck gebracht.

Anders beim Stierkalbträger, kurz «Kalbträger» genannt. Gefunden wurde er auf der Akropolis von Athen. Er war in der Erde vergraben und ist beschädigt.

Man vermutet, daß beides während der Perserkriege geschah, als die Akropolis verwüstet wurde. Da die Griechen Götter- und Weihestatuen, die aus Gründen der Beschädigung nicht mehr aufgestellt wurden, sorgfältig in die Erde betteten, ist uns mancher wertvolle Fund erhalten geblieben. Der Stierkalbträger wurde an der Stelle gefunden, auf der heute das Museum steht – dem einzigen Platz, wo das mächtige Felsplateau für Erde etwas Raum läßt. Diesem Fundort nach wird der Stierkalbträger beim Altar der Athena vor dem Parthenon als Weihegabe gestanden haben.

Die griechischen Altäre befanden sich im Freien vor der Tempelfront. Es sind lange Steintische, manchmal einfach, manchmal auch plastisch reich bearbeitet. Bei ihnen wurden Statuen aufgestellt, die gewissermaßen permanent die Opferung ihres Spenders (das kann ein einzelner oder ein Gemeinwesen sein) zum Ausdruck bringen. Für den Kalbträger hat man später ein Fußteil hinzugefunden (jedenfalls hält man es für das ihm zugehörige). Es trägt die Inschrift: «Rhombos hat es aufgestellt, der Sohn des Palos».

Vom damaligen Parthenon, Vorgänger des heutigen, ist uns ein Giebelfeld erhalten, das zwei Löwen zeigt, die einen mächtigen Stier anfallen, der seinen Kopf überwunden auf den Boden preßt. Diese Szene strahlte von der hohen Tempelstirn zu den Besuchern auf der Akropolis herab.

Treten wir vor die Plastik. Wir erblicken einen Mann, der, sein linkes Bein leicht vorsetzend, ganz aufrecht steht. Frontal wendet er sich mit geradeaus gerichtetem Blick dem Betrachter zu – eine weitgehend symmetrische Figur. Auf seinen Schultern lastet der Stier und biegt sich um seinen Nacken. Fest packen die Hände des Mannes seine Beine und halten sie vor seiner Brust zusammen. Man sollte denken, daß dem vitalen, springlebendigen Wesen eines jungen Stieres (es durften ja nur gesunde, fehlerfreie Tiere geopfert werden) solche Fesselung widerstrebt und daß er wenigstens mit dem Schweif schlagen würde, um seinen Unmut kundzutun. Doch nichts davon. Flach und still liegt der Schweif am Oberarm des Mannes an. Den Kopf leicht geneigt, blickt das Tier mit großen schwermütigen Augen abwärts. Dieser Stier wehrt sich nicht.

Eine Partie der Plastik zieht den Blick des Betrachters immer wieder an. Dort verdichtet sich fühlbar die Aussage des Werkes. Und gibt zugleich Rätsel auf. Das Ohr des Stieres nämlich rührt die Schläfe des Menschen an und verbindet wie eine Brücke beide Köpfe. Wachsam bringt der Mann in dem Augenblick, wo Stierkraft in seine Stirnkraft einzuwirken sucht, das Tier zum Opfer, fesselt es – gibt es hin.

Sieht man die Statue von der Seite, so bietet sich von rechts ein Anblick, bei dem das Menschenhaupt verschwindet und auf dem Menschenleib nur der Stier zu sehen ist. Aber es ist dennoch kein Minotaurus, denn dieser Stier triumphiert nicht, sondern fügt sich dem menschlichen Willen.

Nun könnte man fragen, ob es nicht lediglich eine technisch begründete Maßnahme ist, das Ohr des Tieres am Menschenkopf festzuheften, um ihm besseren Halt zu geben. Aber was veranlaßte den Bildhauer denn, in so ungewöhnlicher Weise eine Nähe von Tier- und Menschenkopf zu suchen, ein so vertrautes Nebeneinander herzustellen, um es zugleich in die starke innere Spannung zur Geste der Fesselung zu bringen? Hier opfert ein Mensch etwas, was ihm nah, was ihm vertraut ist. Man hat herausgefunden, daß das enge Nebeneinander der Köpfe eine der Grundideen des Bildhauers gewesen sein muß, von welcher er schon bei der Konzeption des Werkes ausgegangen ist, denn plastisch war das Vorhaben gar nicht auf reguläre Weise zu bewältigen. Schon in der Anlage hat der Künstler etwas unternehmen müssen, um diese Korrespondenz überhaupt möglich zu machen. Zuerst bemerkt man den Kunstgriff nicht. Verweilt man länger, so fällt einem plötzlich auf, daß der betrachtende Blick, der unwillkürlich von den Händen des Mannes eine Linie nach aufwärts zieht, gar nicht in der Halsgrube ankommt. Hals und Kopf weichen aus der Mittelachse, die Schulter ist auf der einen Seite kürzer als auf der anderen.[1]

Hier mag einem ein Goethewort einfallen: «Eben daran erkennt man den Meister, daß er zu höheren Zwecken mit Vorsatz einen Fehler begeht.»[2] Von der Antike bis zur Gegenwart kann man gerade an Werken größter Meister entdecken, daß sich an entscheidender Stelle, von welcher die Hauptwirkung ausstrahlt, ein anatomischer Fehler befindet. Das natürliche System wird aufgebrochen, um einer geistigen Aussage stärkeren Einfluß zu geben. Das Netz irdischer Perfektion wird geöffnet, um einen irrationalen Lichtstrahl einzufangen.[3]

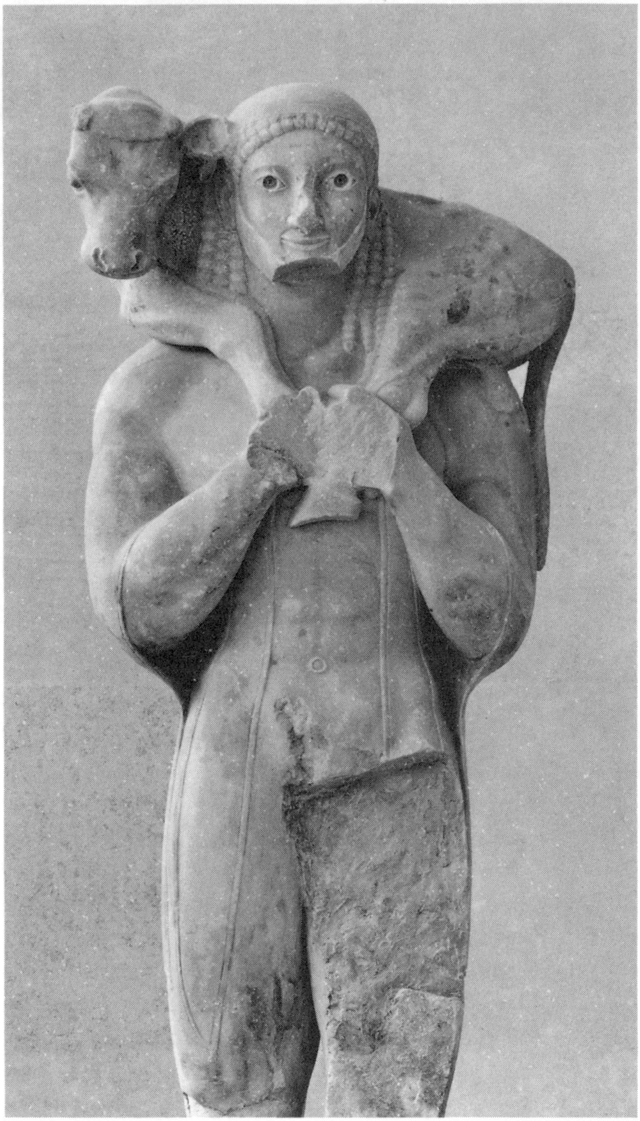

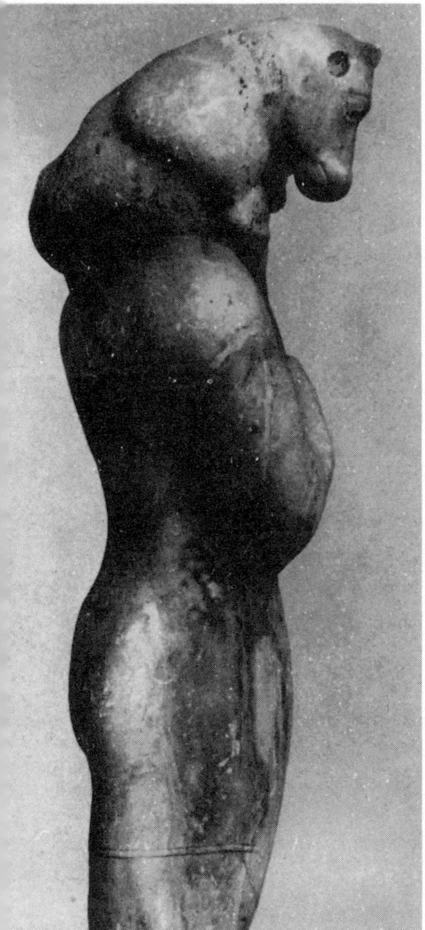

Stierkalbträger, um 570 v. Chr., Marmor, Höhe 165 cm
Athen, Akropolis-Museum

So ist auch bei dem Stierkalbträger an seiner prägnantesten Stelle ein «höherer Zweck» zu empfinden, der erreicht ist durch einen anatomischen Fehler.

Was schon die Vorderansicht dieser herrlichen Statue erleben läßt – die Kraft der weichen Rundungen in den Schultern, das sanfte Ausströmen in den Oberschenkeln –, wird auf der Rückseite geradezu zu einem Fest. Der Blick findet eine schwingende Schönheit gerundeter Flächen, die miteinander korrespondieren, ineinander übergehen oder auch sich entgegensetzen wie der Tierkörper, der ausschwellend auf der Schulter des Mannes ruht. Lasten und Tragen, Senkrechte und Waagerechte: das Prinzip der Tempelarchitektur ist hier menschlich geworden. Man fühlt des Tieres Wärme und Kraft und erlebt, wie es unter dem festen Willen des Menschen von Ergebenheit durchströmt wird.

KALBTRÄGER UND GUTER HIRTE

Von diesem athenischen Kalbträger wird zuweilen gesagt, man empfinde ihn wie einen Vorklang des «Guten Hirten», jenes Typus von Statuen, der dann zu römisch-frühchristlicher Zeit beliebt geworden ist. Da trägt ein Hirt ein Lamm auf dem Arm, auf den Schultern oder über den Kopf gelegt. Noch Opferträger? Schon Guter Hirte? Jedenfalls haben die frühen Christen ihren Heiland in diese Statuen hineingesehen. Später wurde dann Christus direkt als solch guter Hirte dargestellt.

Die Plastik des Rhombos ist kein guter Hirte, jedenfalls nicht im gewöhnlichen Sinne. Er trägt sein Tier zur Opferung. Aber merkwürdigerweise stimmt es dennoch, daß man hier einen solchen Vorklang empfindet. Woran liegt das?

Mit dem guten Hirten verbindet sich zunächst der Gedanke, er habe ein bedrohtes oder verirrtes Tier gerettet. Er sorgt für seine Schafe. Nun stellt sich aber, denkt man den guten Hirten in Zusammenhang mit Christus, noch eine andere Empfindung ein: Er ist Hirte und Opfer zugleich! Das Tier, das er trägt, ist Ausdruck seiner eigenen Opfergesinnung. Er trägt *sich selbst* zum Tode, als Lamm Gottes. So gipfelt in ihm die lange Reihe antiker Opferträger. Zugleich ist er aber gerade durch sein Opfer auch der gute Hirte seiner Schafe – Opferlinie und Hirtenlinie gehen ineinander über und kulminieren zugleich.

Im Mittelalter wurde dieser Doppelaspekt zuweilen bewußt hervorgehoben. Auf einem Einblattholzschnitt aus dem fünfzehnten Jahrhundert (Stadt- und Universitätsbibliothek in Frankfurt/Main) lesen wir die Zeilen:

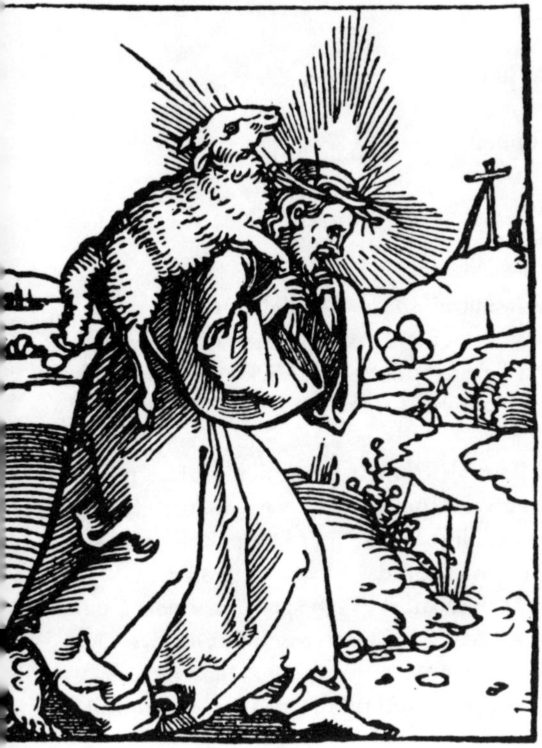

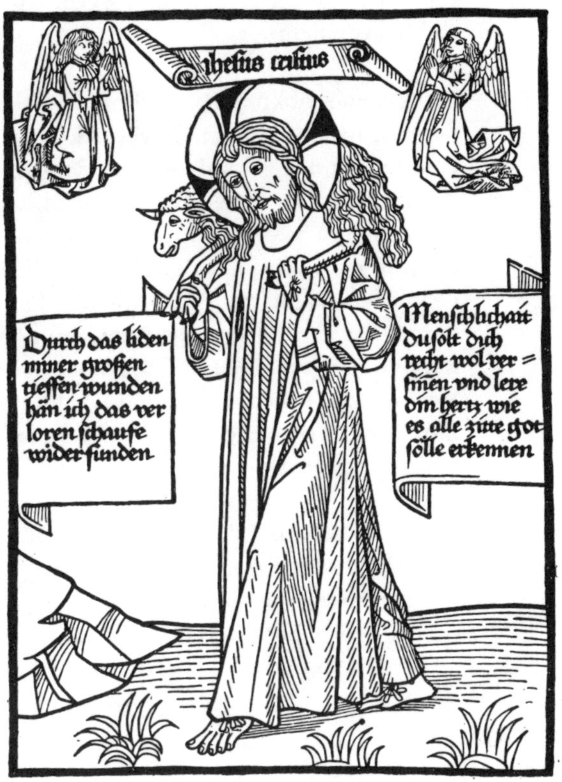
ihesus cristus
Durch das liden
miner grossen
tieffen wunden
hän ich das ver
loren schauffe
wider funden
Menschlichait
du sölt dich
recht wol ver =
sinen vnd lere
din hertz wie
es alle zitte got
sölle erkennen

ben: Holzschnitt zu Luthers Betbüchlein von 1527
on Hans Sebald Beham

echts: Einblattholzschnitt, um 1470
rankfurt a. M., Stadtbibliothek

Durch das liden
miner großen
tieffen wunden
hän ich das ver-
loren schaufe
widerfunden.

Ein anderer Holzschnitt spricht durch seine Gestaltung noch deutlicher: Christus geht gebeugt, die Dornenkrone um das Haupt gepreßt, seinen Passionsweg zum Golgathahügel, dessen Kreuz rechts oben erscheint. Das Lamm auf seinem Rücken ist Ausdruck seiner eigenen Opfergesinnung (Holzschnitt von Sebald Beham zu Luthers Betbüchlein von 1527).

Dieser Zusammenhang von Mensch und Tier als Einheit ist es, der im Kalbträger aufzuscheinen beginnt. Mensch und Tier sind zwei Aspekte einer gemeinsamen Situation: im Menschen waltet Entschluß, im Tiere Willigkeit. In einer Doppelrolle sind sie aufeinander bezogen. Auf den gefügigen Stier fällt schon das Licht der Lammzeit.

Was der Mensch hier darbringt, scheint nicht eine äußere Gabe zu sein, sondern ein Stück von ihm selbst, das er zu opfern bereit ist. Seine Handlung ist auch für das Tier die richtige; ihre gemeinsame Haltung entspricht der Weltenordnung. Diese *wesenhafte* Opferbereitschaft ist wie ein Vorklang dessen, was im «Guten Hirten» Christus in Vollendung erscheint.

Spuren eines okkulten Bewußtseins, daß Stierzeit in Widderzeit umzuwandeln sei, findet man auch in anderen Werken. So zeigt eine tyrrhenische Amphora aus dem sechsten Jahrhundert den Kampf Hektors, des Königssohns von Troja, gegen Achill, den Helden der angreifenden Griechen. Wie man weiß, standen auch die Götter beim Kampf um Troja in verschiedenen Lagern. Aber vor allem Athena, die aus dem Haupte des Zeus entsprungene Göttin, wollte seinen Fall. Sie erreichte durch die List ihres Lieblingshelden Odysseus mit dem «trojanischen Pferd» ihr Ziel.

Der Vasenmaler des sechsten Jahrhunderts schildert das Ereignis so, daß sich beim Kampfe hinter Achill die Göttin Athena, begleitet von Hermes, erhebt und schon den Siegeskranz bereithält, während sich hinter Hektor nur menschliche Begleiter befinden. Ihm fehlt der göttliche Schutz. Vergebens sucht er sich mit dem Schild, der einen Stierkopf trägt, zu schützen.

Wie sehr die von Athena bevorzugten Griechen Eingeweihte einer neuen Zeit sind – geistig getragen von den Widderkräften –, zeigt sich in bildhafter Deutlichkeit auch am Polyphem-Abenteuer des Odysseus. Bei ihm ist die Denkfähigkeit schon so weit emanzipiert, daß er Listen erfinden kann.

Bei seinen berühmten Irrfahrten nach dem trojanischen Krieg gerät er mit seinen

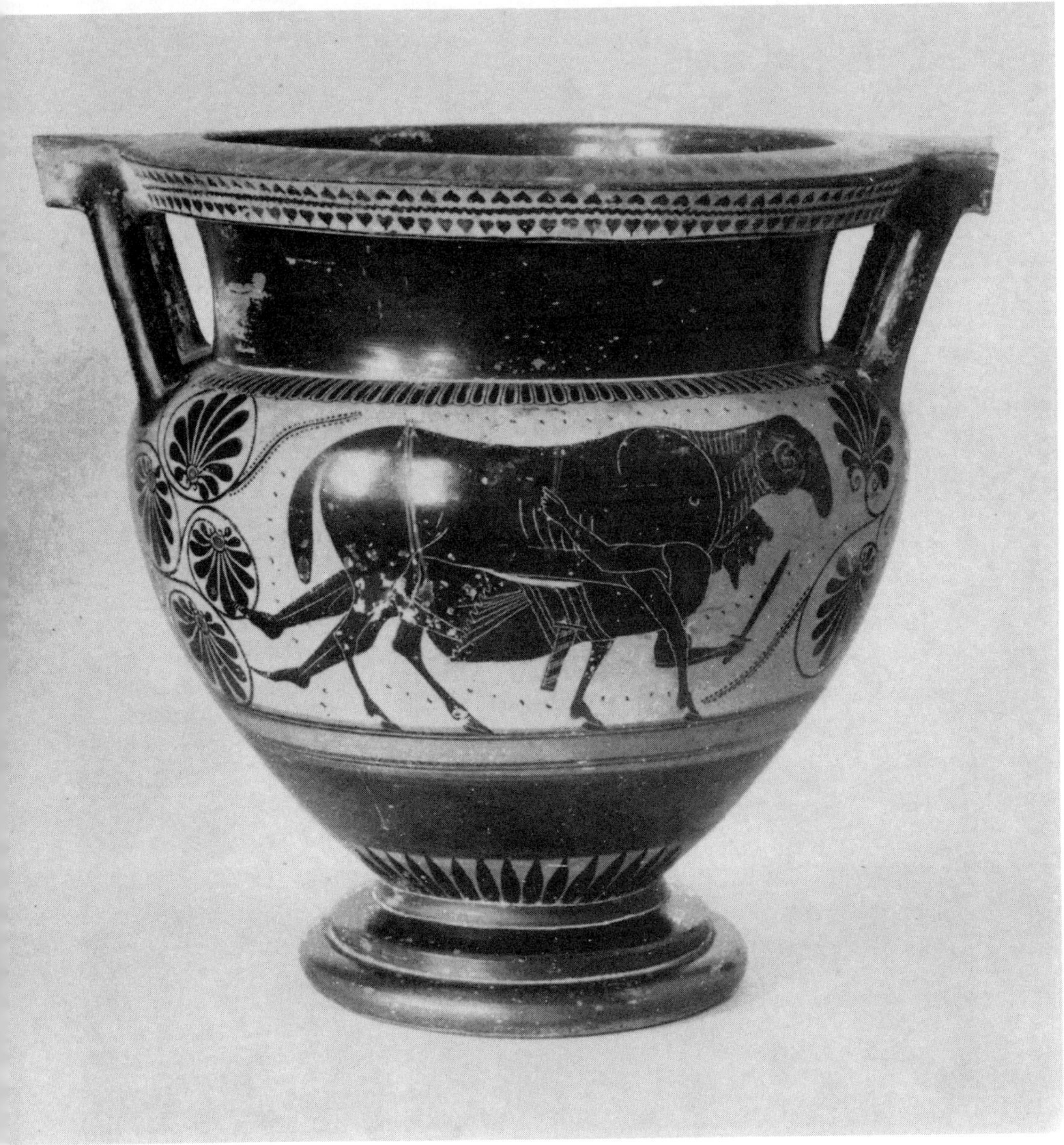

Odysseus unter dem Widder auf einem attischen Kolonettenkrater
um 510 v. Chr., Karlsruhe, Badisches Landesmuseum

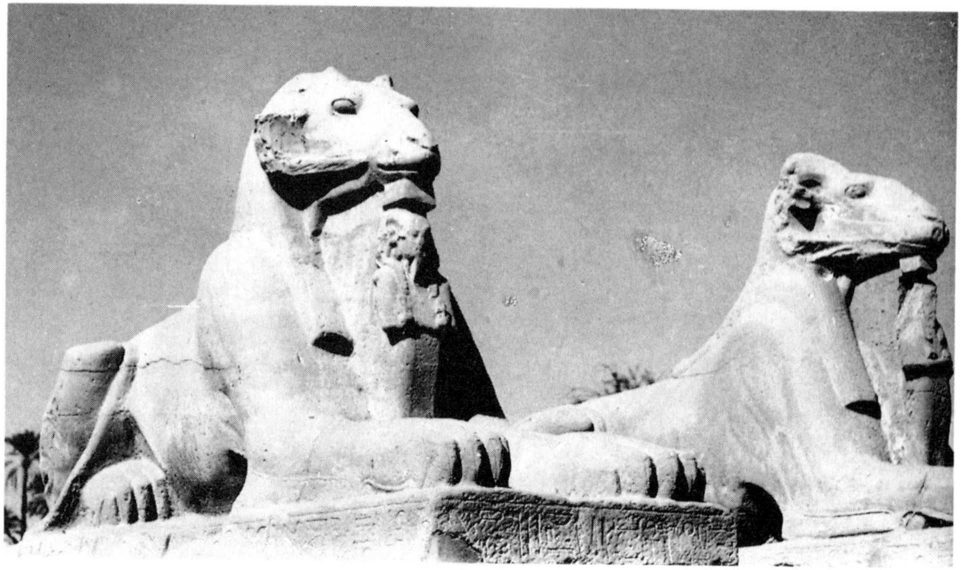

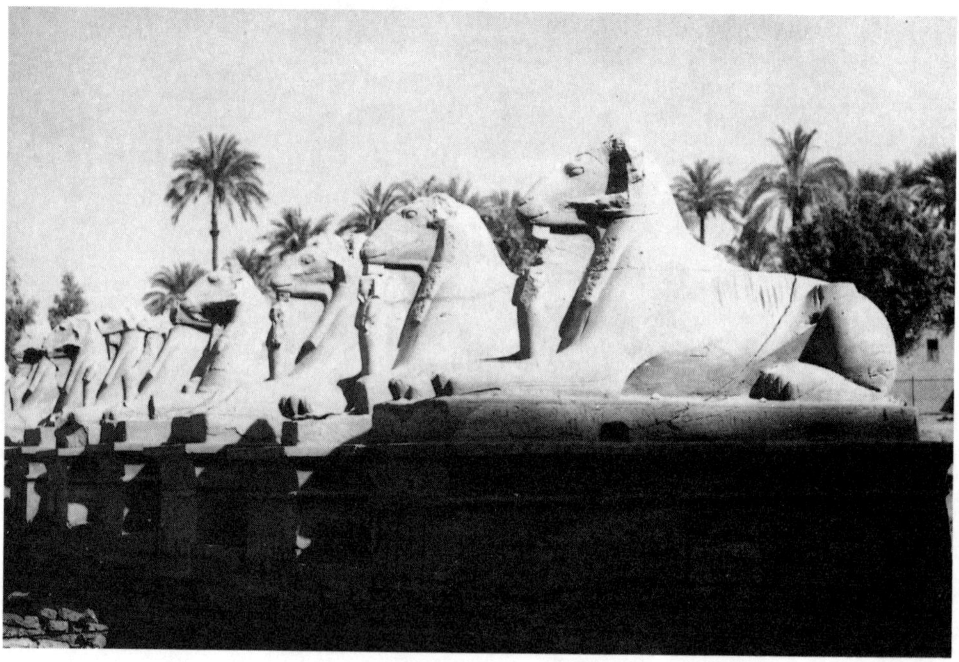

Menschengestalt vor Widder, Widderallee im Tempelbezirk von Karnak

Gefährten auf die Insel des einäugigen Riesen Polyphem. Der sperrt den Helden mit seinen zwölf Begleitern in eine Höhle ein, wälzt einen Felsblock davor und beginnt die Männer nacheinander zu fressen. Als er schon sechs von ihnen verschlungen hat, gelingt es Odysseus, den Riesen trunken zu machen; dann durchbohrt er dessen Stirnauge mit einem glühend gemachten angespitzten Pfahl. Am nächsten Morgen öffnet der Riese die Höhle, um seine Schafherde ins Freie zu lassen, tastet aber alle Tiere ab, damit die Männer ihm nicht entwischen. Von Odysseus unter die Leiber von Widdern gebunden, vermögen sie sich trotzdem zu retten. Odysseus selbst klammert sich unter dem mächtigsten Widder fest, und so trägt ihn rettende Widderkraft ins Freie.

Oft greift auch die Vasenmalerei dieses Ereignis auf, dieses Bild der Überwindung alter Menschheitsstufen, für die Polyphem ein Repräsentant ist.

Auch in Ägypten, dessen Kultur von den Stierkräften geprägt ist (Apisstier, Hathor-Kuh), und *rechtmäßig* geprägt ist, deutet sich das Aufleuchten der neuen Zeit, etwa in den großen Widder-Alleen von Karnak, an. Aber hier ist die Vision der Widderzeit noch ganz von der magischen Sicht der Stierzeit geprägt.

Klein steht der Mensch vor der Brust des lagernden Tieres. Als gewaltige Kraft ruht der Widder hinter ihm. Göttliche Machtentfaltung kommt überwältigend zum Ausdruck. Für den Freiheitsimpuls, welcher gerade die Widderzeit erwachend zu prägen beginnt, ist hier noch kein Platz. Und nicht nur ist der ägyptische Widder gegenüber dem Menschen beherrschend groß, es ist auch der Mensch, der vor ihm steht, immer der König! Aber gerade von der Widderzeit an beginnt eine unkönigliche Epoche. Nicht zufällig ist es Athen, dem die Führungsrolle zufällt, und ist es Theseus, der, aus Athen abgesandt, den Minotauros überwindet. Er entsagt der Krone und gründet in Athen einen bürgerlichen Freistaat.

APOLL VON THASOS

Er ist ein Bildwerk, für das man keine Parallele kennt, der dreieinhalb Meter hohe sogenannte «Apoll von Thasos». Hier ist der Jüngling wirklich der Gott und kein menschlicher Opferträger. Hier wird die noch junge Widderzeit schützend und behütend an die göttliche Brust genommen und wird – erstaunlicherweise – in die Haltung des Menschen gebracht: wird aus der Waagerechten in die Senkrechte hochgezogen. Die Haupteskräfte, das Denken, die Intelligenz, können sich nur entwickeln, wo Aufrechte gewonnen ist. Bei Rhombos ist auffällig, daß die Stierkraft «lammfromm» wird, in Thasos, daß der Widder Menschenhaltung annehmen soll. In beiden Haltungen liegt

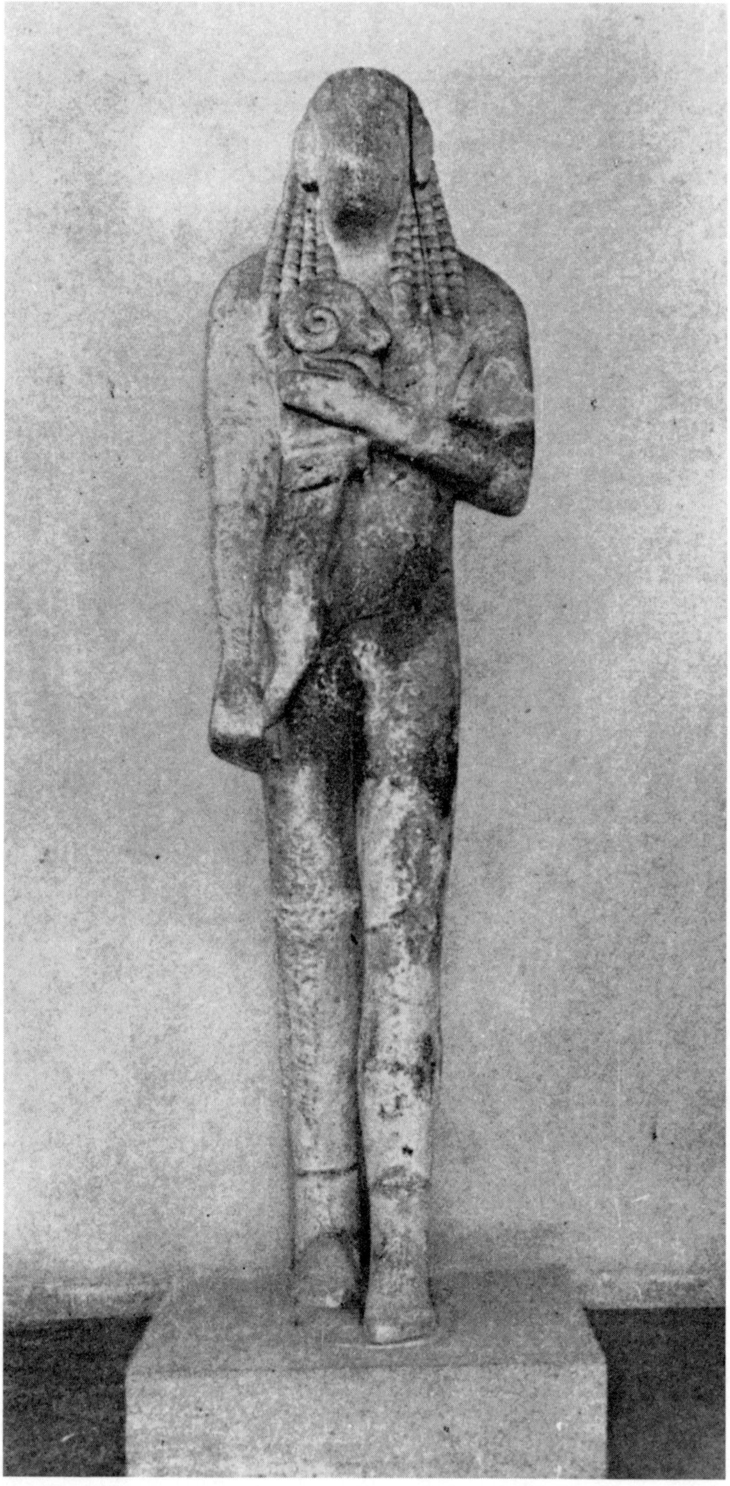

Apoll von Thasos, 6. Jh. v. Chr.
Höhe 350 cm, Inselmuseum Thasos

zweifellos Bedeutung, liegt tiefe Aussage. Beim Apoll von Thasos ist anzunehmen, daß er das Zentrum eines entsprechenden Kultes oder einer Mysterienschulung war beziehungsweise sein sollte, denn er wurde nicht vollendet.[4] (Entstehung geschätzt auf sechstes Jahrhundert.)

Daß es mit der Art, wie Götter mit dem Widder umgehen oder wie er zu ihnen in Beziehung gesetzt wird, etwas Besonderes auf sich hat, verrät uns schließlich der berühmte Reisende des zweiten nachchristlichen Jahrhunderts, Pausanias, ganz direkt. Er spricht von einer sitzenden Hermes-Statue, die er in Korinth gesehen hat. Neben dem Gott steht ein Widder. Das ist für Griechen nichts Erstaunliches, denn Hermes ist der Gott, der die Herden beschützt. Darauf weist auch Pausanias hin, aber er fügt noch hinzu: «Die Sage jedoch, die im Geheimdienst der Göttermutter über Hermes und den Widder erzählt wird, kenne ich wohl – berichte sie aber nicht.»[5]

Nach diesem Bekenntnis des Pausanias kann man es auffällig finden, daß Hermes-Statuen sehr oft den Widder entweder neben sich haben oder aber, wenn Hermes ihn trägt, er ihn seitlich von sich hält.

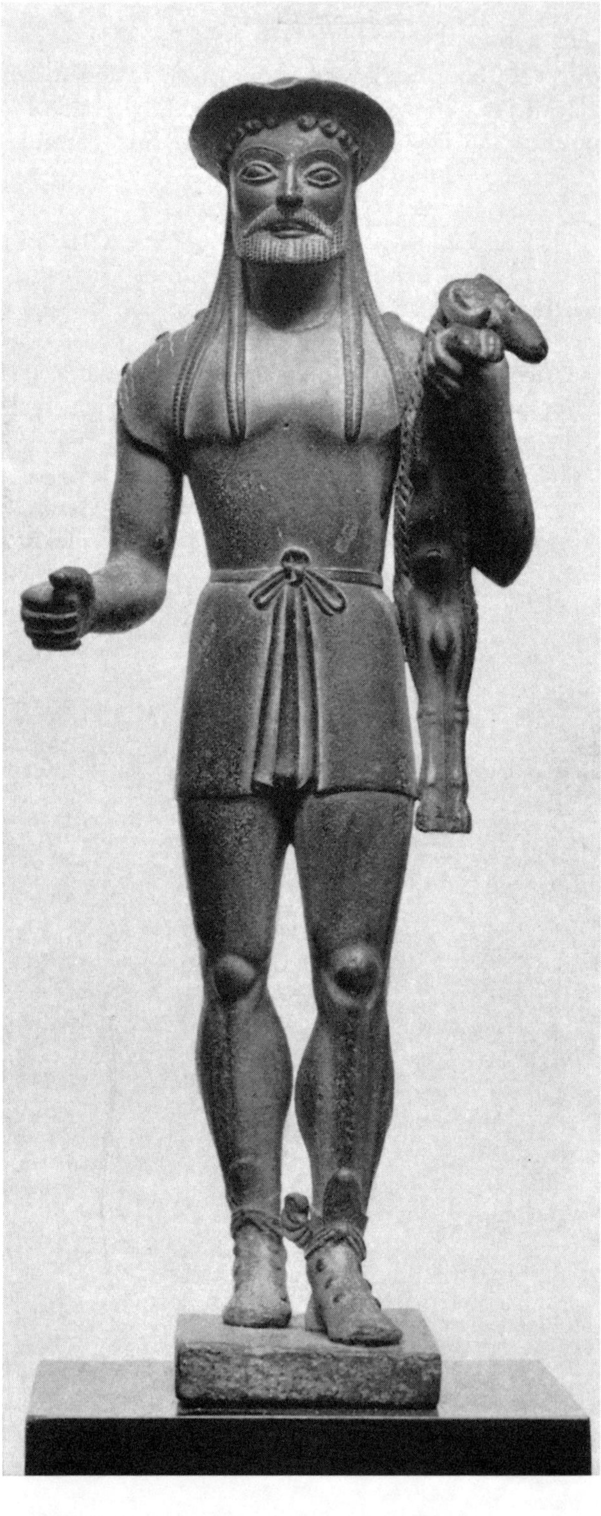

Hermes mit Widder
um 510 v. Chr., Höhe 25 cm
spätarchaische Kleinbronze
Boston, Museum of Fine Arts

IV.
Der Helm der Athene

GOETHE UND DIE ATHENA GIUSTINIANI

Die «Athena Giustiniani» genannte Plastik, bewehrt mit Helm und Speer, stehend auf einem schlangenartigen Drachen, dessen Kopf sich rechts und dessen Schwanz sich links unter ihren Füßen hervorringelt: Mutet sie nicht geradezu wie eine vorchristliche Michaelsgestalt an? Um ihr strenges, aber doch weibliches Antlitz legt sich ein Kranz welliger Haare, darauf thront der Helm, der eigentlich wiederum selbst ein Männerkopf ist. Wie ein Bodhisattva-Antlitz erhebt sich dieses zweite Gesicht über dem ihren. Seine Augenöffnungen blicken dunkel und rätselhaft in eine nichträumliche Welt.

Aus den Schleiern des bilderreichen, träumenden Mythos beginnt die helle Intelligenz sich zu lösen – ihr Inbild ist Athena mit dem Helm. Wie sehr dieser Aspekt angerufen ist, zeigen noch zusätzlich die zwei Widderköpfe, welche die Wangenpartien des Helmes ausfüllen. Einander zugekehrt, begegnen sie sich über der Stirn der Athena, aber eine schmale Mittelzone über Athenas Nasenwurzel bleibt zwischen ihnen frei. Aus den darüberliegenden dunklen Augenhöhlen des Helmes löst sich ein feiner, gerader Strahl (ein Nasenschutz könnte das gar nicht sein), wie hinweisend auf diesen Freiraum. Den Ort geistiger Ichfindung lassen die höheren Kräfte frei; hier erwarten und erhoffen sie sich des Menschen eigene Tat. Hier mag Intelligentia, die in der Stirne wohnt, sich den Durchgang offenhalten zu jener Intelligenz, die nicht in Erdenmaßen denkt. Hier soll göttliche Denkkraft in Menschen-Denkkraft ihre Strahlen senden können.

Im Hohlraum, den der Helm umschließt, wohnt Geheimnis. Aus ihm gespeist, blikken die Augen so dunkel. Da ist Nacht, während es im hellen Antlitz der Göttin tagt. Nacht und Tag gehören zusammen; alles lebt in Heraustreten und wieder Zurücknehmen. Die Widderköpfe treten vor, schwellen heraus, wie ans Licht getrieben aus dem dunklen Innern des Helmes. Ihre Zeit ist jetzt; sie müssen in Erscheinung treten – das weiß die Weisheit über Athena. Ein Drama großen Stils beginnt. Und am Scheitelpunkt thront eine Sphinx, harrend, ob das Rätsel des Menschen gelöst werde ...

Der Drache unter den Füßen und der Helm über dem Haupt, das ist aber noch nicht das ganze Geheimnis. Die Brustregion der Göttin wird bedeckt durch die Ägis: ein großes schuppiges Fell, schlangenumringelt, inmitten das Haupt der Medusa. Es wird auch Gorgoneion genannt, denn es hat doppelten Ursprung. Ägis war, wie Diodor erzählt, ein ungeheuerliches Tier, das aus seinem Rachen Flammen spie und Wälder und ganze Landschaften verbrannte. Es konnte sich auch in einen Blitz verwandeln. Athena überwand es und heftete das Fell als Siegeszeichen und Schild an ihre Brust. Die Gorgo aber versteinerte jeden, der sie anblickte. Sie überwand im Auftrag der Athena der Held

Perseus, der ihr mit Hilfe des spiegelnden Schildes – ohne sie direkt anzusehen – das Haupt abtrennte. Athena heftete es an ihre Ägis.

Sieg über ungezügeltes Feuerwesen und Sieg über dessen Extrem, die verhärtenden Kräfte – das ist das dritte Geheimnis der Athena. Sein Ort ist die Brustregion – dort, wo die Empfindungen des Menschen stürmen und brennen oder auch erkalten und ersterben.

Ihr in den Gliedmaßen wohnender Wille – in den Füßen und dem Arm mit dem Speer – hält die Niedrigkeit des Drachen im Zaum. Die zu Extremen neigende Flut der Gefühle bändigt die Brust. Über diese Stufen geht es zu dem freien, hoch getragenen Haupt. Nur unter diesen Voraussetzungen können sich Nacht und Tag des Denkens so begegnen, daß Erdenintellekt die Himmelsintelligenz nicht zurückschlägt.

Als *Goethe* diese Minerva am dreizehnten Januar 1787 erblickte, war er von ihr so angerührt, daß er sich gar nicht trennen konnte. Er schreibt von ihr, daß sie seine «ganze Verehrung» habe: «Winckelmann gedenkt ihrer kaum, wenigstens nicht an der rechten Stelle, und ich fühle mich nicht würdig genug, über sie etwas zu sagen.»[1]

Während er in den Anblick des Bildnisses versunken stand, erzählte die Frau des Kustoden ihm lachend, dies sei ehemals ein heiliges Bild gewesen und die Engländer pflegten es noch immer zu verehren, «indem sie ihm die Hand küssen». Goethe bemerkt, daß die Hand «auch wirklich ganz weiß war, da die übrige Statue bräunlich ist». Die geschwätzige Kustodin erzählte ihm weiter, kürzlich sei «eine Dame dieser Religion … da gewesen, habe sich auf die Knie niedergeworfen und die Statue angebetet. Eine so wunderliche Handlung habe sie, eine Christin, nicht ohne Lachen ansehen können.»

Man mag sich die Szene vorstellen, wie Goethe, aufs Tiefste bewegt vor dem Bildwerk stehend, den Redeschwall der temperamentvollen Italienerin ertragen muß. Teils erfährt er Interessantes von ihr, teils stört sie ihn dauernd. Und schließlich, als Goethe sich von dem Anblick nicht lösen kann, läßt sie auch ihn selbst nicht ungeschoren. Sie fragt ihn, «ob er eine Schöne hätte, die diesem Marmor ähnlich sähe». – Die Empfindungen, die einen Menschen in Verehrung vor dem *Kunstwerk* bewegen können, kennt die Frau nicht, sie bringt alles auf die zwei Nenner der religiösen Anbetung und der menschlichen Liebe, ein Feld, auf dem sie sich gut auskennt, «aber von der reinen Bewunderung eines herrlichen Werkes, von der brüderlichen Verehrung eines Menschengeistes konnte sie keinen Begriff haben».

Goethe empfindet diese Plastik als von «hohem, strengem Stil», aber genau auf jener Grenzmarke, wo dieser in den *schönen* Stil übergeht. Das heißt, er empfindet hier einen Moment, da die Knospe – sich öffnend – nicht mehr ganz Knospe ist und noch nicht Blüte. Er meint, daß solcher Übergangsmoment gerade einer Minerva «so wohl ansteht»![2]

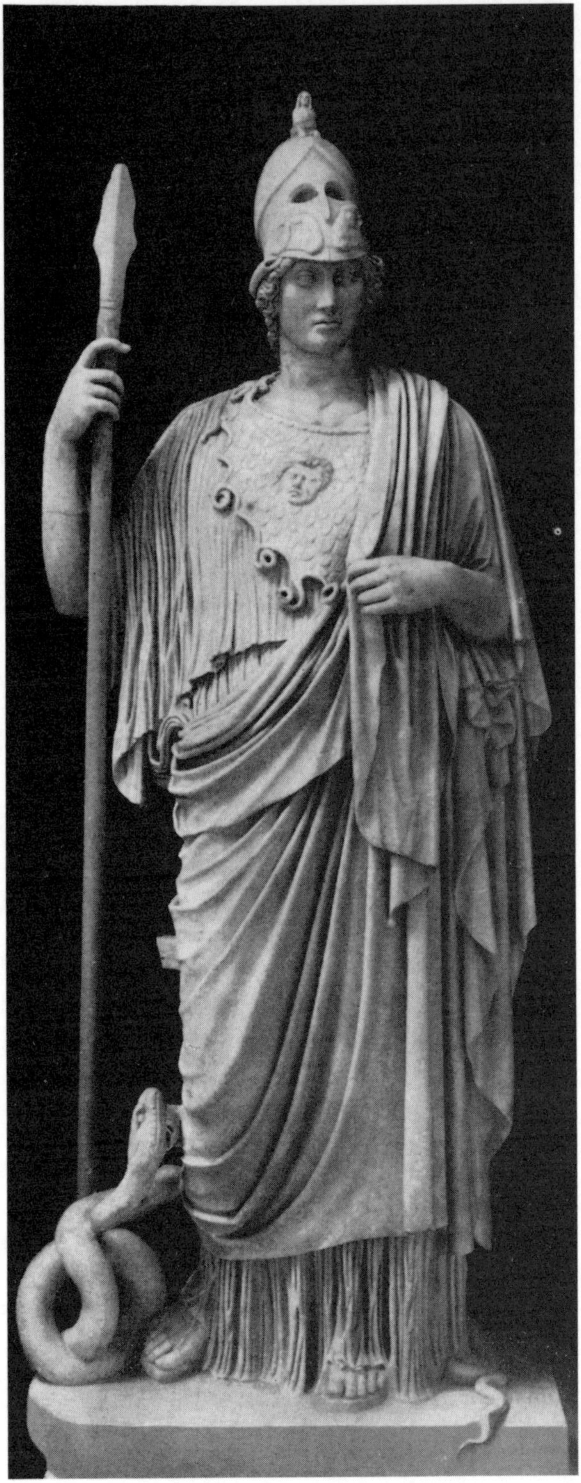

Athena Giustiniani
Höhe 223 cm, Rom, Vatikan

DER KOPF VON AVENCHES

Unter den Athenestatuen zeigen viele die Göttin mit einem Helm, weil etwas Charakteristisches darin zum Ausdruck kommt, wie es ebenso charakteristisch ist, daß ihr Halbbruder Apoll niemals einen Helm trägt, ja, daß überhaupt jede Kopfbedeckung für ihn vermieden wird. Dieser die Statue überhöhende Helm wird zum Blickfang für den Betrachter und macht ihn auf der Göttin kampfgerüstete Kopfzone aufmerksam. Es ist im wahrsten Sinne des Wortes ein «Gewichtlegen» auf das Haupt, aber wie vollzieht es sich, und was für ein Helm ist das? Er ist, wie wir schon sahen, ein Visier mit zwei Öffnungen für die Augen und einem fein und gerade hervortretenden Nasenschutz: ein sogenannter *Gesichtshelm.* Als ein männliches Antlitz erhebt er sich über dem von welligen Haaren umgebenen Kopf der Athene. – Dieser Helm ist immer von schöner plastischer Formung, ein Gebilde, in dem Kräfte spielen: einrollend, ausstülpend, schwingend, schützend – Kunstwerk für sich. Jeder Helm trennt das Haupt von der Umgebung ab, macht es zu einem Eigenwesen, schafft Innenraum, ist ein Gehäuse; aber Athenes hochgestülpte Kopfzier, die nicht eng und flach auf den Haaren anliegt, sondern eine Zone hinter und über dem Haupt umgreift, wirkt eher wie ein Merkzeichen. Das Selbständigwerden der Kopfwelt, der Beginn der intellektuellen Epoche wird an Athene sichtbar und durch sie intendiert.

Am siebzehnten April 1972 machte man in *Aventicum,* der alten Hauptstadt Helvetiens zur Römerzeit – heute Avenches/Schweiz –, bei Ausgrabungen einen besonders schönen Fund: den Kopf einer Athena, ergänzt durch Unterarme, Füße und ein Gorgoneion. Da alle Stücke sehr gut erhalten sind, vermutet man, an ein «Statuengrab» geraten zu sein, bei dem ein Götterbild aus irgendwelchem Grunde wie ein Mensch zu Grabe getragen worden ist. Der Körper mag aus Holz gewesen sein; nur die in Marmor gebildeten Teile blieben erhalten.

Auch diese Athene trägt einen Helm. Hier ist das Männerantlitz besonders plastisch herausgearbeitet (kein Nasensteg, sondern eine vollkommen ausgestaltete Nase) und auffallend hoch auf die Locken der Athena zurückgestülpt, so daß das edle, zeushafte Profil ganz nach oben blickt. Die Kinnpartie schwingt, nach vorne geöffnet, aus und entläßt das Haupt der Athena aus dem eigenen Haupt beziehungsweise aus der Kehlkopfpartie unterhalb des Kinns.

Überrascht erlebt man: Hier wird das Visier zur Vision: *die Geburt der Athena aus dem Haupt des Zeus!* Die erzählerische Form der Mythe – Hephaistos habe dem Göttervater den schmerzenden Schädel gespalten, so daß Athena herausspringen konnte – eignet sich mehr für das Relief; in diesem Werk der Rundplastik aber tritt in genialer «Dichtung» der gleiche Vorgang wie eine Vision vor uns hin – und legt zudem eine ganz neue Schicht des Geschehens frei.

Der Helm von Aventicum ist von Pflanzenranken umzogen. Sie entspringen am

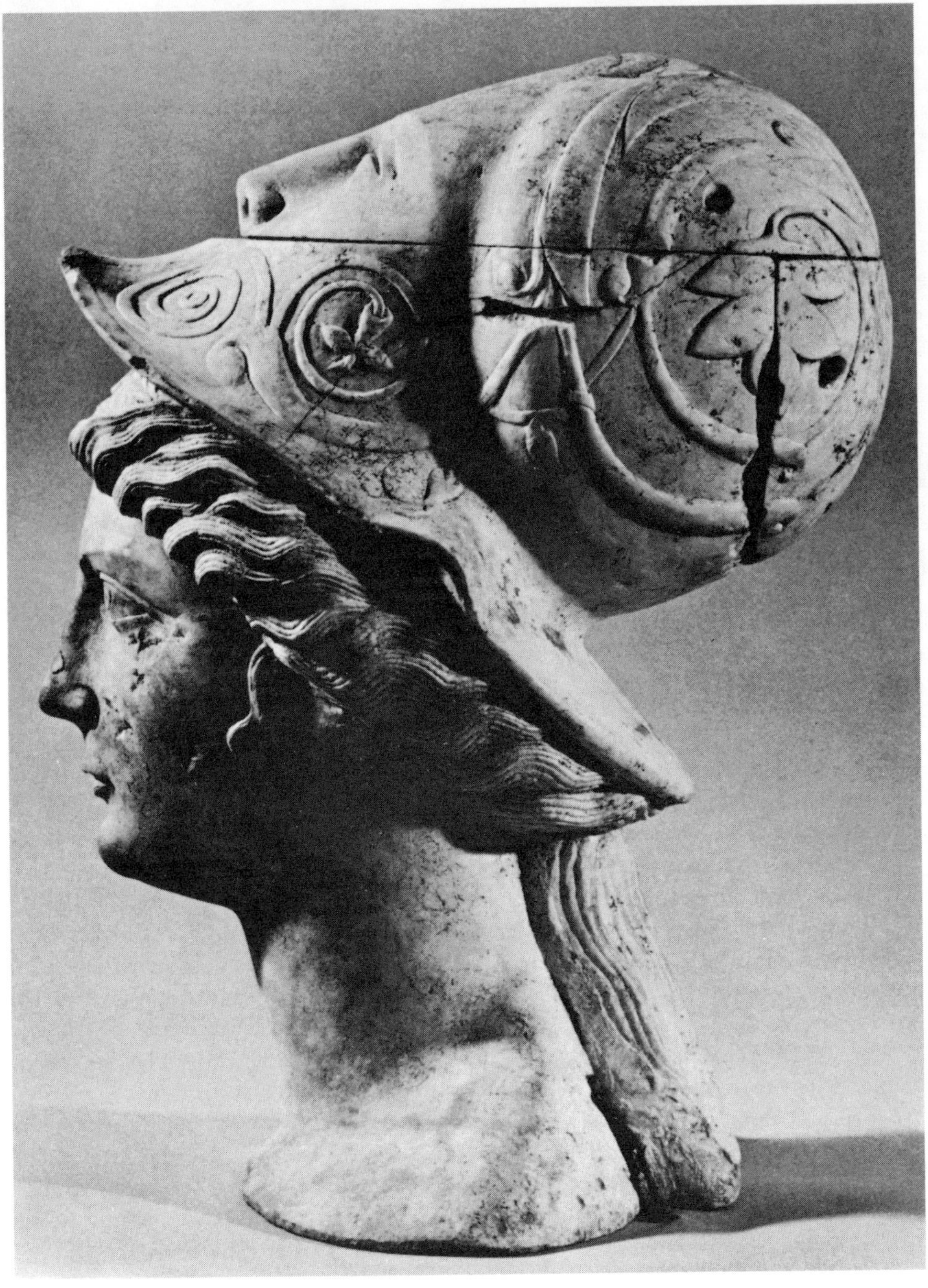

Athenakopf von Avenches, Akrolith, Avenches, Musée romain

Hinterhaupt aus einem Blatt-Blüten-Gebilde und schlingen sich in großen Spiralen symmetrisch um die beiden Helmhälften, in der Spiralenmitte jeweils in einem Blatt endigend. Auch die Wangen und die sich öffnenden Kinnpartien, die das Haupt der Athena aus sich entlassen, sind überzogen von kreisenden Ranken. Was hier vor sich geht, ist, im heutigen Wortgebrauch gesprochen, ein «kreativer Vorgang»: lebendig-bewegtes Wachstumswesen entläßt Athena. Ihr Heraustreten aus der Zeus-Zone ist ein Lebensvorgang; ihr Freigeben oder Ausstoßen ist seitens des Zeus ein schöpferischer Akt.

Daß der Helm der Athene grundsätzlich mehr Bild und Kräftezeichen als naturalistischer Gegenstand sein soll (nirgendwo in den Mythen wird davon gesprochen, daß Athene das Visier je *benutzt* hätte), zeigt sich an dem Fund aus Aventicum deutlich. Dieses Antlitz ist gar nicht so gemacht, daß es als Visier zu gebrauchen wäre. Es hat keine Augenschlitze, die ein Hindurchblicken erlauben würden, und «ein funktionell verstandener Helm müßte ... auch in der Kinnpartie nach vorne aufklappbar sein».[3]

Was für einen Kern birgt die seltsame Mythe von der Geburt der Göttin aus dem Haupt des Zeus? Dem obersten Olympier war prophezeit worden, daß das Kind, welches seine erste Gemahlin, Metis, zur Welt bringen sollte, ihn – Zeus – stürzen werde. Nun aber nahm Zeus das Orakel nicht einfach als Fatum hin, sondern sann darüber nach, wie er es unwirksam machen könne. Er ließ sich in seiner Willensentfaltung nicht lähmen, obwohl er wußte, daß ein solcher Spruch unabwendbare Zukunft bedeutet. Er war bereits um eine Stufe weiter als sein Vater Kronos, der gegen einen ähnlichen Spruch mit Gewalt anzugehen versuchte. Kronos verschlang alle neugeborenen Söhne. Er begrub und fesselte sie sozusagen in der Sphäre seines väterlichen Eigenwesens und ließ sie nicht zur Entfaltung kommen. Aber Zeus wurde ihm gleich nach der Geburt durch eine List entrückt, und auch die anderen Kinder entriß man ihm schließlich durch ein Brechmittel. Alles hatte ihm nichts genützt: das Orakel erfüllte sich, und Zeus entthronte Kronos und trat an seine Stelle.

Nun sieht sich Zeus selbst in die Lage seines Vaters versetzt und wägt die Mittel, die ihm möglich sind. *Nicht* möglich wäre es, Metis oder das Kind zu töten, denn die Götter leben in der Sphäre der Unsterblichkeit. Bei den sterblichen Menschen ist dem Problem der Nachfolge die Härte genommen, da jeder gezwungen ist, einmal abzutreten. Die Götter, denen ein solcher Spruch das Ende ihrer Ära ankündigt, aber bleiben; um so stärker tritt der Nachfolger als gefürchteter Feind auf. Zeus verfällt nun auf einen Ausweg, mit dem er das Orakel tatsächlich außer Kraft setzen kann: Er wartet die Geburt des Kindes nicht ab, sondern «verschlingt» seine Gemahlin, die als Unsterbliche dadurch natürlich nicht tot ist. Er vereint durch diese Handlung das Weiblich-Mütterliche mit sich, trägt selbst das Kind aus, und nun bringt *er* es zur Welt! Damit ist das Orakel hinfällig geworden und Athena stürzt Zeus nicht, sondern anerkennt ihn als Vater und Haupt der Götterfamilie.

Wenn man in dem Ganzen nicht lediglich eine Bauernschlauheit und in den Orakeln

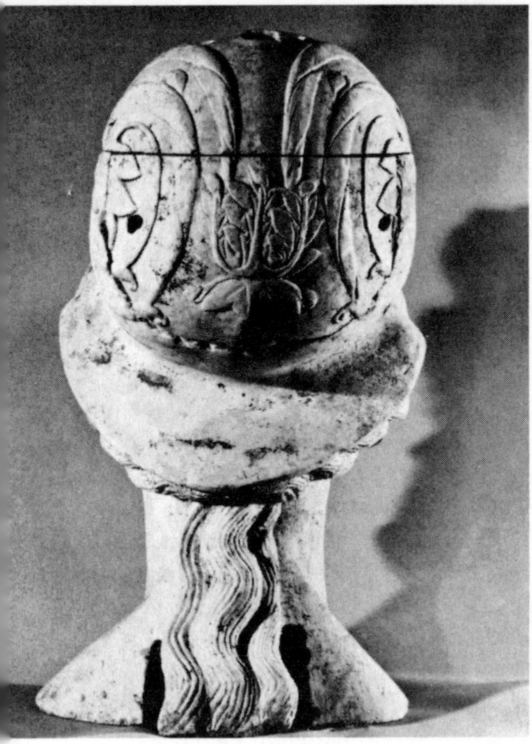 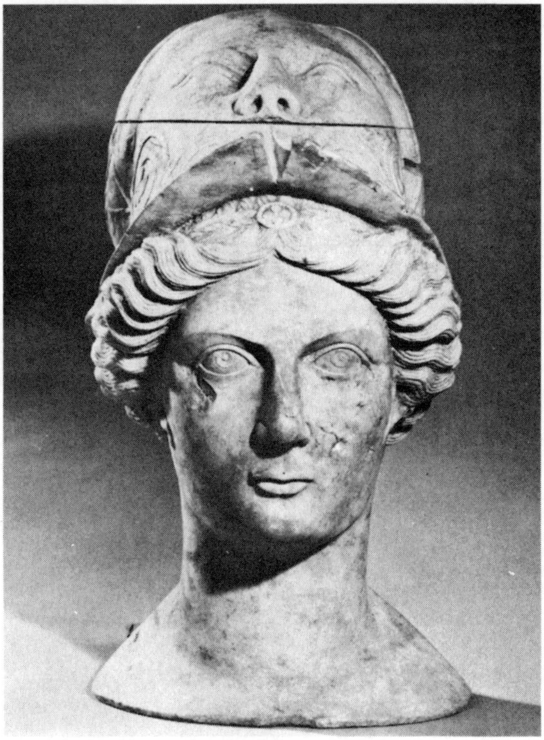

Oben: Athenakopf von Avenches, Akrolith, Avenches, Musée romain

Unten: zum Vergleich der Kopf der Athena des Myron
Frankfurt a. M., Liebighaus

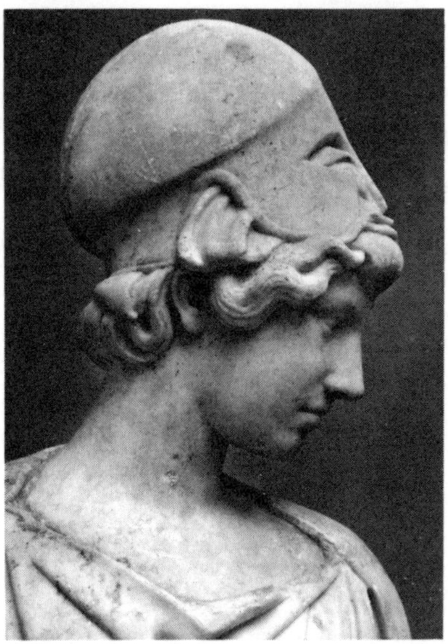

leere Formeln sehen will, die durch Tricks außer Kraft gesetzt werden können, dann ergibt sich eine bedeutende Wahrheit, welche zeigt, *warum* der Spruch jetzt nicht mehr erfüllt werden muß.

Nach der natürlichen Entwicklung wäre das Kind der Metis mit Zeus in Auseinandersetzung geraten; daraus wären neue Kräfte und neue Impulse sowohl der Menschen- als auch der Götterwelt zugeflossen. Das Kind hätte sich als stärker, das heißt als Zukunft-tragender erwiesen. Jetzt aber entschließt sich Zeus, dieser Situation vorzugreifen. Indem er die Welt der Zukunft im vorgeburtlichen Stadium in sich hineinnimmt, beginnt hier bereits seine Auseinandersetzung mit ihr. Aber er hat nun einen Vorsprung, den er nutzen kann, um mit den Intentionen seines Nachfolgers leben zu lernen – ja, um sie zu seinen eigenen zu machen. Er vollzieht freiwillig vorher, was das Geschick ihm später abzwingen würde.

Das ist, auch für Zeus, keine leichte Arbeit. Es macht ihm Kopfschmerzen, sehr heftige Kopfschmerzen, dieses Heranreifen der Athenakraft in seinem Inneren, bis er – in Haupteswehen! – Athena freigeben muß. Im erfolgreichen Durchtragen des ganzen Prozesses ist es ihm aber gelungen, mit der Entwicklung so sehr Schritt zu halten, daß er sich als Vaterkraft weiterhin behaupten kann. Er hat in sein Eigenwesen integriert, was über ihn hinausführen sollte. Dadurch ist Zeus ein Vorbild der *Schulung* geworden, jener einzigen Möglichkeit, einer Entwicklung im gerechten Sinne vorauszuspringen. Wenn geforderte Fähigkeiten bereits ausgebildet sind, wird Schicksalszwang überflüssig.

Noch andere Gedanken muß der Zeus-Mythos – neu beleuchtet durch die Skulptur von Avenches – in demjenigen wecken, der mit den Schriften Rudolf Steiners vertraut ist. Darin begegnet man in dem weit vorausschauenden Blick auf die Menschheitszukunft auch der Prophetie, daß die Fortpflanzungsfähigkeit heutiger Art einmal erlöschen wird.[4] Dafür werden sich in jedem Menschen die männlichen und weiblichen Anlagen wieder vereinen und ihn instandsetzen, Neues, was sich in ihm selbst heranbildet, auch selbst aus sich herauszusetzen, wenn die Zeit für dessen Selbständigkeit reif geworden ist. Der Mensch wird seine Kinder «aussprechen» mit jener Fähigkeit, die sich heute zunächst nur in der den Lufthauch formenden Sprache ausdrückt. Als Organ wird also der Kehlkopf dienen. Ein gewisser Zusammenhang des Fortpflanzungskomplexes mit dem Kehlkopf deutet sich heute schon im Phänomen des Stimmbruchs der Knaben bei der Geschlechtsreife an. Der Kehlkopf ist ein «junges» Organ, das den Großteil seiner Entwicklung noch vor sich hat. Im Gegensatz dazu ist das Ohr schon heute sehr verhärtet und gewissermaßen rückläufig. Der Helm von Avenches hat keine Ohr-Andeutung, aber aus dem Kehlkopf des Zeus-Helms geht Athena hervor.

V.
Von Pelops zu Orest

ANFANG UND ENDE DES TANTALIDENFLUCHES

> «Die Sagen sind nichts anderes als Wiedergaben dessen, was in den Krypten der Mysterien sich zugetragen hat. Was man so als Dichtungen hat, ist nichts anderes als die Wiedergabe der Mysterienvorgänge.»[1]

Pelops und Orest – das bedeutet Anfang und Ende des Tantalidenfluches. Zwei Jünglinge sind es, die unschuldig schuldig werden. Mit dem einen beginnt das Unglück, der andere muß es enden.

Des Pelops Vater, Tantalos, galt nach dem Bericht der Mythe als Sohn des Zeus und als Liebling der Götter, an deren Tische er speisen durfte. Irdisch gesehen war Tantalos ein phrygischer (oder lydischer) König, ein Nachbarherrscher von Troja, mit dem er in ständiger Fehde lag. Nach seinem Tode vertrieb Troja den Thronfolger, eben Pelops, der nun heimatlos auszog, sich ein neues Königreich zu suchen. Auf der Halbinsel, die später seinen Namen tragen wird – Peloponnes –, bewirbt er sich beim König von Olympia in Elis um dessen Tochter Hippodameia und gewinnt sie durch ein Wagenrennen.

Hier also schon, bei Tantalos und Pelops, liegt der Konflikt mit Troja vorgezeichnet, der unter Führung der Tantaliden Menelaos und Agamemnon (über Atreus die Nachkommen des Pelops) in den Krieg um Helena münden wird.

Der junge Fürst aus Kleinasien, der da auf die griechische Halbinsel kam, muß von besonderer Art gewesen sein, denn ungewöhnliche Ereignisse lagen hinter ihm.

Er war von seinem Vater Tantalos geschlachtet und zerstückelt worden! Den Olympiern zur Speise vorgesetzt, sollte er das Mittel sein, deren Allwissenheit zu prüfen. Empört über den Frevel, war Tantalos in die Unterwelt gestoßen worden, sein Sohn aber, der unschuldig-schuldige Mittelpunkt des Ereignisses, wurde von den Göttern wieder zusammengesetzt und mit neuer Jugend und Lebenskraft begabt. Er wurde wiedergeboren durch die Gnade der Götter nach einem schreckensvollen Tode.

Wir können jedoch nicht annehmen, daß es sich hier um ein irdisch-blutiges Ereignis gehandelt hat, denn die Olympischen genossen ja keine irdische Speise! Nektar und Ambrosia war ihre Nahrung. Homer betont es im 5. Gesang der «Ilias»:

«Denn nicht essen sie Brot, noch trinken sie funkelnden Weines,
blutlos sind sie daher und heißen unsterbliche Götter.»[2]

Dennoch bezeichnet die Zerstückelung genau das Wesen dieses Frevels. Es ist eine Bildhieroglyphe, die zuvor schon auf Erlebnisse von *Göttern* angewendet wurde (die Zerstückelung des Osiris durch Seth-Typhon und des Dionysos Zagreus durch die

Titanen) und die später bei den Orphikern ein bewußt gesuchtes Einweihungserlebnis war.[3] Zerstückelung ist Sonderung in einzelne Teile, die aber, aus dem organischen Zusammenhang gerissen, nicht lebensfähig sind. Es ist der Beginn der Analyse, der Betrachtung des Lebendigen vom Standpunkt des Toten.

Die Zerstückelungstendenz greift dann im Fortgang der Entwicklung immer tiefer und immer weiter um sich. Worum es sich bei Tantalos handelt, ist deutlich: er prüft weder die Allmacht noch die Allgegenwart der Götter, sondern ihre *Allwissenheit.* Hier beginnt ein Mensch, die göttlichen Geheimnisse von der Erde her mit der notwendig zerstückelnden irdischen Art von Nebeneinander und Nacheinander fassen zu wollen. Das muß den Göttern ein Greuel sein. Aber wenn sie Tantalos auch stürzen, in seinem Geschlecht lebt der Wissensdrang weiter, wodurch die Tantaliden früher als andere Menschen aus der instinkthaften Sicherheit göttlich gesetzter Ordnungen herausfallen und in tragische Verstrickungen und furchtbare Schuld geraten.

Außer der Bildhieroglyphe der «Zerstückelung» kennzeichnet noch ein anderer Umstand die Richtung, die diese frühen Zweifler und Frager nehmen: die Rolle, die das *Pferd* bei ihnen spielt. Das Pferd und die *List* – beides ist Ausdruck beginnender Intelligenzentwicklung.

Was Pelops in Olympia gewinnt, ist Hippodameia, die «Rossebändigerin». Aber nicht nur die Hilfe des Poseidon, der ihm sein eigenes Gespann leiht, nicht nur des Pelops Eingeweihtenkraft, die er zu beherrschen versteht, sondern die Handhabung einer List bringt ihm den Sieg. Er veranlaßt den Wagenlenker des Königs, Myrtilos (einen Sohn des Hermes), wächserne Nägel in des Königs Wagenräder zu stecken, so daß dessen Gefährt bei der entscheidenden Wettfahrt auseinandergeht. Der König wird zu Tode geschleift; Pelops ist sein Nachfolger. Aber die Belohnung, die er Myrtilos versprochen hatte, reut ihn. Er stürzt den Wagenlenker ins Meer. Der Fluch des Tantalidenhauses mehrt sich.

Dann tritt uns die List, verbunden mit dem Pferd, erneut entgegen, als der König von Sparta entscheiden soll, welcher der vielen Freier Helena zur Frau gewinnen darf. Er fürchtet – da er ja nur einen bevorzugen kann –, alle anderen Fürsten zu bitteren Feinden des jungen Paares zu machen. Da rät ihm Odysseus, den Namen des glücklichen Freiers nicht bekanntzugeben, bevor nicht alle Bewerber geschworen haben, dem Gewählten als treue Verbündete in Notfällen beizustehen. Dieser Schwur wird auf eine ganz besondere Weise geleistet – man schlachtet ein Tier, das die Griechen nur in Ausnahmefällen zum Opfertier wählen: ein Pferd.

Und zum dritten Male vermischen sich List und Pferd, als durch das hölzerne Pferd des Odysseus Troja endgültig niedergerungen wird.

Warum das Pferd etwas mit menschlicher Intelligenzentwicklung zu tun hat, das beleuchtet Rudolf Steiner folgendermaßen:

«Derjenige, der den Hellseherblick auf die Umwelt richtet, fragt: Welcher Tatsache verdanken wir, daß wir Menschen intelligent geworden sind? Welche Tiergestalt haben wir herausgesetzt, um intelligent zu werden? So sonderbar, so grotesk es erscheinen mag, so wahr ist es: wären um uns nicht die Tiere, die repräsentiert sind durch die Pferdenatur, der Mensch hätte sich niemals die Intelligenz aneignen können. Das fühlte noch der Mensch in früherer Zeit ... Es ist ein tiefes Bewußtsein vorhanden dafür, daß die Erlangung der Klugheit damit zusammenhängt. Sie brauchen sich nur an Odysseus zu erinnern, an das hölzerne Pferd von Troja.»[4]

Der Tantalidenweg ist in der Überlieferung also deutlich charakterisiert, beginnend mit Pelops, der sich die «Rossebezwingerin» zur Frau gewinnt, bis zur Niederringung Trojas mit Hilfe der dem Rosse zu verdankenden Intelligenzkraft.

Diese offenbarende mythische Sprache wird aber noch durch eine zweite Linie ergänzt. Wenn wir zur Situation des zerstückelten Jünglings zurückkehren, den die Götter gerade wieder zusammenzugliedern im Begriff sind, so erleben wir, daß ihrem Vorhaben eine Grenze gesetzt ist. Demeter nämlich, in Trauer über ihre entführte Tochter versunken, hatte der Speise nicht geachtet und ein Schulterblatt des Pelops verzehrt. Das kann nun nicht mehr herbeigeschafft werden. Als Notbehelf verfertigt Hephaistos ein künstliches Schulterblatt aus Elfenbein, das dem Pelops eingefügt wird.

Der Griff des Hades nach Persephoneia ist die andere Hälfte dieser Entwicklung. Die Intelligenzgewinnung wird vom Schatten des Verlustes der Persephone begleitet, denn die Tochter der Demeter repräsentiert das hellseherische Vermögen. Es erlischt, weil die menschliche Organisation fester und dichter wird.

Und dieser Sturz der Persephone zieht nach sich, daß Pelops nicht völlig wiederhergestellt werden kann. Warum aber fehlt ihm gerade ein *Schulterblatt*? – Erinnert dies nicht an die nordische Mythe? Siegfried, der Unverwundbare, ist an *einer* Stelle verletzlich: in der Gegend der Schulterblätter.

Hierzu bemerkt Rudolf Steiner, daß allein vorchristlich Initiierten etwas fehlen *mußte*. Ihre Kraft und Unverwundbarkeit konnte nicht vollkommen sein. «Diese unverwundbaren Initiierten sind aber immer an einer Stelle verwundbar. Achilles ... ist in den Styx getaucht und war an der Ferse verwundbar. Siegfried ist in das Blut des Drachens getaucht und ist an der Schulter verwundbar.»[5]

Bei Siegfried (und bei Pelops, so können wir hier hinzufügen) zeigt die Mythe deutlich, um welche Stelle es sich handelt, die auszufüllen und zu beleben den alten Göttern die Macht fehlt.

Es ist die Stelle, auf der das *Kreuz* ruhen wird, wenn Christus erscheint.

«Kriemhilde verrät, daß Siegfried zwischen den Schultern verwundbar ist, und zwar an derselben Stelle, wo das Kreuz getragen werden muß ... An dieser Stelle müssen die christlichen Initiierten kommen – das sagt die Siegfriedsage –, weil noch das Christentum fehlt, weil die Stelle, wo das Kreuz ruhen soll, noch frei ist, deshalb ist er an dieser Stelle verwundbar.»[6]

Bei Pelops wird über die offen bleibende Wunde ein künstlicher Ersatz gelegt – ein beinernes «Schulterblatt» (ein natürliches Lindenblatt legte sich bei Siegfried auf die

Stelle, die offen bleiben mußte), und es heißt in der Überlieferung, daß alle Nachkommen des Pelops einen weißen Fleck auf der Schulter trugen. Gerade weil sie geistig Geschulte waren, trat an ihnen die «schwache Stelle» in Erscheinung. Ihre Schwäche hing mit ihrer Kraft, ihre Kraft mit ihrer Schwäche zusammen. Homer hat in der «Ilias» oft Gelegenheit, Agamemnon als streitsüchtig, unweise und leidenschaftlich darzustellen. Dennoch spricht er auch in solchen Szenen seinen Namen nie aus, ohne den Titel beizufügen: der «Hirte der Völker» oder der «Führer der Völker». Auch sein Bruder, der andere Tantalide, hat seinen Titel: der «Rufer im Streit, Menelaos».

Die Tantaliden sind Völkerführer; sie treiben zum Bruch mit der alten hieratischen Ordnung, wie sie sich im Priesterkönigtum des Priamos zu Troja noch repräsentiert. Auch die Götter über den Wolken teilen sich in zwei Lager und nehmen heftig Stellung, aber wirklich verhindern kann den Sieg der Griechen niemand. Der Verlust der Himmelsgeborgenheit des Menschen ist unaufhaltsam, und so zielt die Tantalidenrichtung bei aller Schuld auf etwas Zukünftiges, Positives, ja Unerläßliches hin: auf die Herausschälung der Einzelpersönlichkeit und des Einzelschicksals! Aus allen instinktiven und natürlichen – das heißt, den Menschen *unbewußten,* von *Göttern* dirigierten – Gesetzen und Bindungen löst sie sich heraus – vor allem aus der Verschmelzung mit Sippe und Blutsverwandtschaft. Die Tantaliden verstoßen dauernd gegen das eigene Blut. Und am Ende dieses Weges steht als letzte Konsequenz: die Ermordung der Mutter.

STERBENDES MATRIARCHAT

Bei Orest sind die Irrungen der Väter bereits so sehr zu äußerer Schicksalssituation verhärtet, daß ihm eine Wahl zwischen Schuld oder Nichtschuld nicht mehr bleibt. Hätte er den Tod des Vaters stillschweigend hingenommen, so wäre er ein schlechter, geschmähter Sohn gewesen, der den ungerächten Manen des Toten im Hades keinen Frieden verschafft. Er wäre außerdem ohne Land und Erbe geblieben, hätte gar nicht zu sich selbst und seinem Schicksal kommen können.

Im anderen Falle mußte es ihm gelingen, in Klytämnestra stärker die Mörderin als die Mutter zu erleben und sie zu richten. Orest wählt diesen zweiten Weg und führt das Tantalidenerbe damit zur letzten Stufe. Über die Bindung an Blut und Sippe setzt er die persönliche Schuld und persönliche Verantwortung. Er vernichtet mit dieser Tat den letzten Rest alter Blutsverpflichtung. Das ist für die Hälfte der damaligen Griechen noch gar nicht nachempfindbar. Als Orest, von Apoll zu Athene gesandt, auf dem Areopag in Athen erscheint, erkennt nur die eine Hälfte der Richter auf «unschuldig», die andere spricht nach altem Gesetz und altem Empfinden das «schuldig» über ihn aus.

Aber Athene wirft ihr eigenes Los in die Waagschale derer, die «unschuldig» zu sagen wagen, und macht damit den Muttermörder frei.

Die Entscheidung der Göttin sagt: Der Tod der matriarchalischen Weltform und Weltempfindung ist unvermeidbar geworden. Zu Recht war in der Epoche der Sippenbindung kein Verbrechen größer und ungeheuerlicher, rüttelnd am ganzen Weltbestand, als Mord an der Mutter. Keinem Kinde stand es zu, über sie zu richten, denn heiliger als alles war die Kraft des weitergegebenen Lebens und die im Blut der Sippe wirkenden Daseinsgeheimnisse. Es war die Zeit, wo man Geschwisterehe, Inzucht, Reinerhaltung der Sippe als Ideal erblickte. Davon war in der griechischen Welt schon vieles abgeflaut; immerhin verstand selbst zu Aischylos' Zeiten noch jeder Grieche die Antwort der Erinnyen, die sie in seinem Drama «Die Eumeniden» auf die Frage geben, warum sie nur Orest und nicht die Mörderin Klytämnestra verfolgen: «Sie war dem Mann, den sie erschlug, nicht blutsverwandt.» – Die Erinnyen rächen nur Blutschuld an der Sippe, der Ehemann zählt nicht dazu.

Auf der Linie, männliche Persönlichkeitskultur und Intelligenzentwicklung gegenüber jeder Form von Matriarchat durchzusetzen, lagen auch die Kämpfe gegen die Amazonen. Man mußte sie in Kleinasien aufsuchen, in demselben Kleinasien, wo man Troja niederzuringen hatte, dem auch Amazonen zu Hilfe kamen. Die griechischen Heroen wurden von Athene angetrieben, den «Gürtel der Amazonenkönigin» zu holen, was Herakles und Theseus vollbringen.

Orest steht geradezu «sachlich» in dieser Entwicklung; ihn treibt nicht, wie seine Vorväter, Leidenschaft oder Eigensucht. Von äußeren Umständen zu seiner Tat gezwungen, erlebt er ihre schwere Last bewußt und kommt zu einer reinen Empfindung des Tragischen. Und die Griechen mit ihm! Unschuldig-schuldig steht er als ein Spiegelbild des zerstückelten Pelops am Ende des Tantalidenweges, und die Vokalumkehrung ihrer Namen: EO–OE deutet diese Beziehung wunderbar an.

Die Geschichte des Tantalidenhauses von Tantalos und Pelops bis zu Orest zeigt eine merkwürdige Doppelheit: höchste Eingeweihtenfähigkeiten mischen sich mit menschlichen Unzulänglichkeiten, ja mit Verbrechen. Das Geschlecht, dessen Schulterblatt Demeter verzehrt hat, lieferte den antiken Tragödiendichtern reichen Stoff. An seinen furchtbaren Wirrnissen erlebte der Grieche die Tiefe der menschlichen Tragik, und der Fluch des Tantaloshauses wurde immer mehr als Fluch über *allen* Menschen empfunden. Was an Pelops noch die Götter tun – ihn nach der Zerstückelung wieder zu heilen –, müssen spätere Geschlechter in den Mysterien lernen. Die Mysten suchen freiwillig die Erfahrung der Zerstückelung auf, um die Kraft zu üben, sich auch wieder zusammenzufassen. Rudolf Steiner schildert dies für die Orphiker mit folgenden Worten:

«Das sollte ja an der eigenen Seele durchlebt werden von den Schülern der orphischen Geheimnisse, was in dem Mythos enthalten ist von dem Dionysos Zagreus, der von den Titanen zerstückelt wird, dessen Leib aber Zeus zu einem höheren Leben emporführt. Als ein individuelles menschliches Erlebnis sollte es gerade von den Orphikern nacherlebt werden, wie der Mensch, dadurch, daß er einen gewissen Mysterienweg durchmacht, sozusagen sich auslebt in der äußeren Welt, mit seinem ganzen Wesen zerstückelt wird, aufhört, sich in sich selber zu finden ... Und dennoch muß er die starke, innere Seelenkraft entwickeln als Orphiker, um wiederhergestellt als ganz in sich geschlossene Persönlichkeit zu triumphieren über die Zerstückelung der äußeren Welt ... Und viele Schüler der orphischen Mysterien haben solche Erlebnisse durchgemacht, haben auf diese Weise ihre Zerstückelung in der Welt erlebt und haben damit das Höchste durchgemacht, was in vorchristlicher Zeit als eine Art Vorbereitung für das Christentum hat erlebt werden können.»[7]

Dieses «Höchste» steht neben dem Fluch am Beginn des Tantalidenweges, ja, es hängt mit dem Fluch eng zusammen. Tantalos, der «Repräsentant der Seelenkräfte», wie ihn Rudolf Steiner einmal nennt, brachte früh die Entwicklung ins Rollen, und sein Geschlecht verlor das innere Gleichgewicht. Es war eine gefährliche Einweihung, sie zeitigte gute und böse Folgen im Tantalidenhause, aber sie konnte nicht mehr rückgängig gemacht werden. Menschen und Götter mußten mit ihr rechnen. Daß der weiße Fleck auf der Schulter *allen* Tantaliden eigen war, deutet an, daß alle an diesem Wege teilhatten und deshalb auch ihre hervorragende, völkerführende und geschichteauslösende Stellung einnahmen.

Das Schulterblatt des einst von Troja vertriebenen Pelops spielt bei der späteren Niederringung der Stadt noch eine große Rolle. Die Seher verkünden den Griechen, die erfolglos vor den Mauern Trojas liegen, sie würden den Sieg nie gewinnen, wenn nicht der Bogen des Herakles und das Gebein des Pelops bei ihnen wären. So wird aus Elis das dort aufbewahrte Schulterblatt nach Troja geholt und kehrt nach wechselvollen Schicksalen später auch wieder dorthin zurück. Dieser Ausdruck des Verlustes alter Hellseherkräfte wird zum Banner einer neuen Zeit, mit dem unter Führung der Tantaliden die Griechen gegen Troja kämpfen.

In besonderem Maße zeigt sich an *Agamemnon,* dem «Hirten der Völker», das Unzulängliche neben großen Fähigkeiten. Dreimal bringt er die griechischen Heere in Unglückssituationen und setzt den ganzen Trojanischen Krieg aufs Spiel.

Noch bevor sie in See stechen können, beleidigt Agamemnon die Göttin Artemis, in deren Hain er unbeherrscht und frevelnd eine heilige Hirschkuh jagt. Man kann hier fragen, ob unter dem Bilde der Hirschkuh nicht eine Priesterin der Artemis gemeint ist. Auf diesen Gedanken bringen einen die weiteren Stationen des Agamemnonweges. Artemis verweigert seinen Schiffen den Wind und hält die ganze Flotte in Aulis fest. Die Griechen kommen nicht nach Troja. Die Lage ist so verzweifelt, daß Agamemnon sich entschließen muß, in Iphigenie der Göttin das gewünschte Sühneopfer zu bringen. Für eine Hirschkuh, so heilig sie gehalten sein mag, hätten die Priester kaum das Opfer eines Menschen fordern können. Aber für eine entweihte Priesterin wird nun Iphigenie als Sühne dargeboten.

In Troja gewinnen sich die Heerführer während des Krieges schöne Mädchen als Sklavinnen. Während dies in allen anderen Fällen auf den großen Gang der Handlung ohne Einfluß bleibt, fällt Agamemnons Begehren auf eine Trojanerin, deren Vater ein hoher Apollopriester ist. Dieser bietet Geschenke und begehrt seine Tochter wieder, aber Agamemnon kümmert sich nicht darum. Da ruft der Priester den Beistand seines Gottes an, und furchtbare Pest schickt Apoll in die Reihen der Griechen.

Die Ursache der Seuche bleibt unbekannt, die Griechen wissen nur, daß dies ein Züchtigungsmittel des Apoll ist, aber sie ahnen nicht, wer ihn gekränkt hat. Durch die Pest werden ihre Reihen so gelichtet, daß man erwägen muß, die Belagerung von Troja aufzugeben. Zuvor versuchen die Seher noch, den Grund des Unheils zu finden, und sie verkünden dem Agamemnon, er müsse die zurückgehaltene Tochter des Apollopriesters freigeben, denn das sei der Ursprung der Pest.

Unter dem Druck der Ereignisse tut es Agamemnon widerwillig. Weit davon entfernt, über seine Rolle als Auslöser solchen Übels zerknirscht zu sein, verlangt er zornig die schöne Sklavin des Achill zum Ersatz. Achill zieht sich daraufhin von der Kriegsführung zurück, und die Götter – um Achill zu ehren – versagen den Griechen jeden Erfolg in ihren Schlachten. Erst der Tod des Patroklos wird Achill aus seiner grollenden Untätigkeit reißen. Eine *dritte* Verlängerung des Krieges durch Agamemnon!

Das letzte – nun ihn persönlich treffende – Unglück bringt ihm Kassandra. Er hat sie, die frühere Geliebte des Apoll, als Kriegsbeute vom Altare wegreißen lassen und nimmt sie mit nach Mykene. Ihr Erscheinen reizt den Zorn der Klytämnestra aufs äußerste, und beide fallen durch ihre Hand.

Bezeichnenderweise stößt Agamemnon mit *Artemis* und *Apoll* zusammen, nie mit Hera oder Athene. Die Ursache ist jeweils, daß Agamemnon genau dort mit Begehren entzündet wird, wo Unheil daraus entstehen muß. Das wiederum ist das Werk der *Aphrodite.* Sie ist es auch, auf deren Anstiften Paris dem anderen Tantaliden, Menelaos, die Gattin Helena entführt. Die Tantaliden haben ein unharmonisches Verhältnis zu vielem, was durch die weibliche Welt vertreten wird. Ihre auf Intellekt und Männlichkeit tendierende Richtung auferlegt ihnen zugleich einen harten Kaufpreis.

Das läßt uns hineinschauen in eine wahrhaft tragische Situation vorchristlicher Zeit: die Menschen *konnten* (ausgenommen das jüdische Volk und jene Richtung, die Echnaton im Ägyptischen begründet hatte) zu keinem einheitlichen, harmonischen Gottesgrund aufblicken! Sie mußten sich einer «Strömung» anschließen. Immer mehr fiel alles in Einzelströmungen auseinander, deren Gegensätze – die Welt «zerstückelnd» – stärker und stärker in den Vordergrund traten.

Seit dem Zeitpunkt, der als «Urteil des Paris» gekennzeichnet ist, herrscht Feindschaft zwischen Aphrodite einerseits und Hera und Athene andererseits. Wer, wie die Tantaliden, sich vor allem an Athene anschließt, erlebt die Feindschaft der Liebesgöttin – und umgekehrt.

Wo aber bleibt auf dem Tantalidenwege das Weibliche, das zurückgedrängt und verstoßen wird? Lebt es nur im triebhaften Haß- und Rachebegehren der verbitterten Klytämnestra? Der dominierende männliche Tantalidenzweig endet mit dem Mord an der Mutter. Bevor dies jedoch durch Orest geschieht, läßt sich Iphigenie von ihrem Vater töten. Ihr Opfer ist die Voraussetzung, daß die Tantaliden überhaupt aktionsfähig werden und die Griechen nach Troja ausfahren können. Tod des Weiblichen liegt auf dem Tantalidenwege; unter diesem Vorzeichen folgen die Griechen Agamemnon. Aphrodite rächt sich an dem furchtbaren Geschlecht, wo es ihr möglich ist; eine andere Göttin jedoch gewinnt in Iphigenie das Werkzeug für ein viel höheres und weitreichenderes Verhalten. Hinter den Vorhängen der Artemismysterien zeigt sich, daß der Tod der Iphigenie nicht als physischer, sondern nur als kultischer Tod gemeint war. Aber er hat durchaus den Charakter des Absterbens alter Lebensgrundlagen in so starkem Maße, daß er für den äußeren Blick als «Tod» gelten kann.

Iphigenie ist jene Kraft, die nicht um die Erhaltung alter, matriarchalisch gefärbter Daseinsformen kämpft, die sich nicht wehrt wie die Amazonen, die nicht haßt wie Klytämnestra – und dadurch erringt sie unter der Führung der Göttin Artemis eine Stufe, die es ihr möglich macht, die Welt im Gleichgewicht zu halten, aus dem die männlichen Tantaliden sie notwendig stürzen müssen.

«Wenn es nur jene äußere Kultur geben würde, welche zurückgeführt werden kann im wahren Sinne des alten Griechen auf die Namen Agamemnon, Menelaos, Odysseus, dann wäre die Menschheit unter dem Einfluß dieser Kultur längst in ihren Herzen, in ihren tiefsten Seelenkräften verdorrt. Nur dadurch, daß die Menschheit sich das Gefühl bewahrte, immer wieder und wieder Opfer zu bringen und herauszuschälen aus dieser allgemeinen intellektuellen Kultur jene Kultur, die man in einem tieferen, nicht im oberflächlichen Sinne, eine Priesterkultur nennen kann, ist diese Kultur vor dem Verdorren bewahrt geblieben. Gleichwie Iphigenie der Artemis als Opfer dargebracht wurde, aber durch dieses Opfer zur Priesterin ward, so mußten immerzu in den verflossenen Jahrhunderten und Jahrtausenden gewisse Elemente unserer intellektuellen Kultur, geläutert und gereinigt, mit einem priesterlich-religiösen Charakter den höheren Göttern dargebracht werden, damit diese äußere intellektuelle Kultur die Menschheit in ihren Herzen, in ihren Seelen nicht verdorre.»[8]

Was bei Agamemnon in besonderer Kraßheit hervortritt (seine Disharmonie zum Bereich bestimmter Götter), nimmt im nächsten Geschlecht – bei Orest und Iphigenie – einen anderen Charakter an. Nachdem Orest im Muttermorde als letzter Ausgestalter des Atridenweges gehandelt hat, wird er gerade von Apoll beschützt, wie Iphigenie von Artemis. Hier wirken die im Trojanischen Krieg gegensätzlich engagierten Götter (Apoll, Artemis und Aphrodite auf seiten der Trojaner, Hera und Athene auf seiten der Griechen) wieder zusammen. Das letzte Wort muß Athene sprechen, denn sie ist für das Atridengeschlecht zuständig.

Damit ist zwar für die Menschen die Frage nach Schuld und Unschuld entschieden, aber noch nicht für alle Geister. Orest steht noch unter dem Eindruck der Erinnyen. Was einst von Pelops leiblich geschildert wurde, geschieht nun an Orest seelisch – zwischen altem und neuem Recht, zwischen Schuld und Nichtschuld, Mutterliebe und Mutterhaß wird er innerlich hin- und hergeschleudert, er wird *seelisch* zerrissen. Und nun beginnen die Götter – wie sie einst den Pelops wieder zusammenfügten –, Hilfestellung zu geben für eine Heilung des Orest. Hier steht Apoll, der harmonisierende Gott, an erster Stelle. Aber die Situation hat sich seit Pelops entscheidend gewandelt: das Drama kann nicht im Himmel vollendet werden! Es ist den Göttern bereits aus der Hand gesunken. Den Pelops hatte einst Hephaistos durch einen Kunstgriff vollendet, aber um des Orestes wunde, zerschlagene Seele wieder herzustellen, muß Iphigenie das Werk der Götter krönen.

In Orest wiederum hat eine Reinigung des Tantalidenerbes insofern stattgefunden, als alles, was einstmals triebhaft wütete, nun nach außen gesetzt und bis zur letzten Konsequenz durchgestoßen ist. Dadurch aber wird im Zusammenbruch der alten Weltordnung ein neuer Seelenraum frei. Der Bruder kann den entführten reineren Teil des Tantalidenwesens wieder aufsuchen.

Je tiefer man in den Mythenreichtum hineinblickt, um so erstaunlichere Zusammenhänge machen sich geltend. – Betrachten wir Iphigenie als diejenige, die gerade von den äußeren Ereignissen zurückgezogen wird, so erscheint sie als ein Antipode der Helena, um welche sich diese äußeren Geschehnisse drehen. Es gibt aber Mythenversionen, die ein viel intimeres Geheimnis erzählen. Sie sagen, Iphigenie sei gar nicht die Tochter des Agamemnon und der Klytämnestra gewesen, sondern das Kind der Helena und des Theseus!

Helena wurde mit zehn Jahren von Theseus aus Sparta geraubt. Als ihre Brüder, die Dioskuren, sie wieder zurückführten, brachte sie in der Nähe von Argos Iphigenie zur Welt und erbaute der Geburtsgöttin Eileithyia einen Tempel, von dem auch Pausanias noch berichtet. Sie übergab dann das neugeborene Kind ihrer Schwester Klytämnestra, die auf der nahe gelegenen Burg von Mykene bereits verheiratet war.

Iphigenie als Tochter der Helena! Man spürt, wie man mit dieser Mythe hinter den Schleier der Oberflächengeschehnisse dringt in jene Schicht, wo die gegensätzlichsten Ereignisse wieder in eine innige Verbindung geraten. Unter diesem Gesichtspunkt mag man auch beachten, daß Theseus von der Schönheit der Helena berückt wurde, weil er sie in Sparta in einem Tempel der Artemis tanzen sah. Dann hätte Artemis gewissermaßen die Verbindung der beiden bewirkt und sich später die daraus entsprossene Tochter als Priesterin geholt. Oder, mit anderen Worten: Artemis wußte, daß Iphigenie gebraucht werden würde, daß sie zur Welt kommen mußte, und bewirkte die entsprechenden Umstände.

Solcherlei göttliche Vorkehrungen treffen wir auch in anderen Überlieferungen, und besonders deutlich im Mythos vom Vater dieser Iphigenie, dem Theseus. Da war es

Athene, welche die Geburt des künftigen Minotauros-Bezwingers nicht abwarten konnte und durch List die auserwählte Mutter, Aithra, mit Poseidon in Verbindung brachte, denn Theseus war ja ein «Sohn des Poseidon».

Eines können wir sagen: der Trojanische Krieg dreht sich um Helena. Aber er dreht sich um sie wie das Rad um die Nabe. Zwar kreist mit allen Speichen und dem ganzen Kranz ein Rad um seinen Mittelpunkt, aber der eigentliche Erreger dieser Bewegung ist ein Ziel außerhalb der Nabe, außerhalb des Rades. So dreht sich der Trojanische Krieg um Helena, und das Rad der Geschichte wirbelt dabei in ungeahnte Entwicklungen hinein. Aber es muß ein innerer Zusammenhang gewahrt werden zwischen dem, was um Helena geschieht, und der Iphigenien-Notwendigkeit, die sich daraus ergibt. Deshalb ist Iphigenie die «Tochter» der Helena.

Im ersten Teil war die Rede vom verlorenen Schulterblatt des Pelops, vom «weißen Fleck» der Tantaliden. Wir erinnerten, wie Rudolf Steiner anhand der Siegfriedsage den geheimnisvollen wunden Punkt vorchristlicher Einweihungsströmungen als jene Stelle erklärt, auf der später das Kreuz liegen wird; er tritt, wie wir sahen, im *Griechentum* bei den Tantaliden deutlich hervor. Da die Tantaliden Führer in die Zukunft waren, wird ihre Verwundbarkeit immer mehr zum Zeichen der *ganzen* griechischen Kultur. Die alten Kräfte sind geschwunden, der Christus ist noch nicht erschienen, der diese bisher unheilbare Wunde schließen kann.

Nun ist aus dem fünften vorchristlichen Jahrhundert eine Statue erhalten geblieben, die uns auf wahrhaft erstaunliche Art diese Tragik einer sinkenden Welt – und wie sie sich genau *dieses* wunden Punktes bewußt werden muß – bildhaft vor Augen führt. Natürlich wird die Plastik nicht so interpretiert, aber wer sie zu sehen bekommt, bemerkt, daß, ganz abgesehen von jeder Erklärung, die dazu gegeben werden könnte, die außergewöhnlich dramatische Geste, mit welcher die Gestalt nach rückwärts an ihr Schulterblatt greift, sich dem Beschauer tief einprägt. Wir sehen im Thermenmuseum zu Rom eine Frauengestalt, die klagend niedersinkt. Noch berührt ihr Knie den Boden nicht, es hält sich wie schwebend darüber. Die Arme fassen mit großer Bewegung nach rückwärts, wo die linke Hand den entgleitenden Mantel auf das rechte Schulterblatt zu ziehen sucht. In dieser ob ihrer Schönheit berühmten Plastik liegt jener für die griechische Klassik geradezu bezeichnende Ausdruck, daß Aufwärtsbewegung und Abwärtsbewegung sich in der Schwebe halten.

Die Interpretation sagt uns, es sei eine der Niobiden die vom Pfeil der Artemis getroffen wurde. – Die Niobiden waren die Kinder der Königin Niobe von Theben, und diese war – eine Tochter des Tantalos, die Schwester des Pelops! Gesegnet durch einen Reichtum an Söhnen und Töchtern (ihre Zahl wird verschieden angegeben), wurde sie von der Göttin Leto geschmäht, welche nur zwei Kinder geboren hatte. Diese Kinder aber sind Artemis und Apoll. Sie töten, um ihre Mutter zu rächen, alle Kinder der Niobe auf einmal. Auch Niobe gerät nicht mit Athene oder Hera, sondern mit Leto,

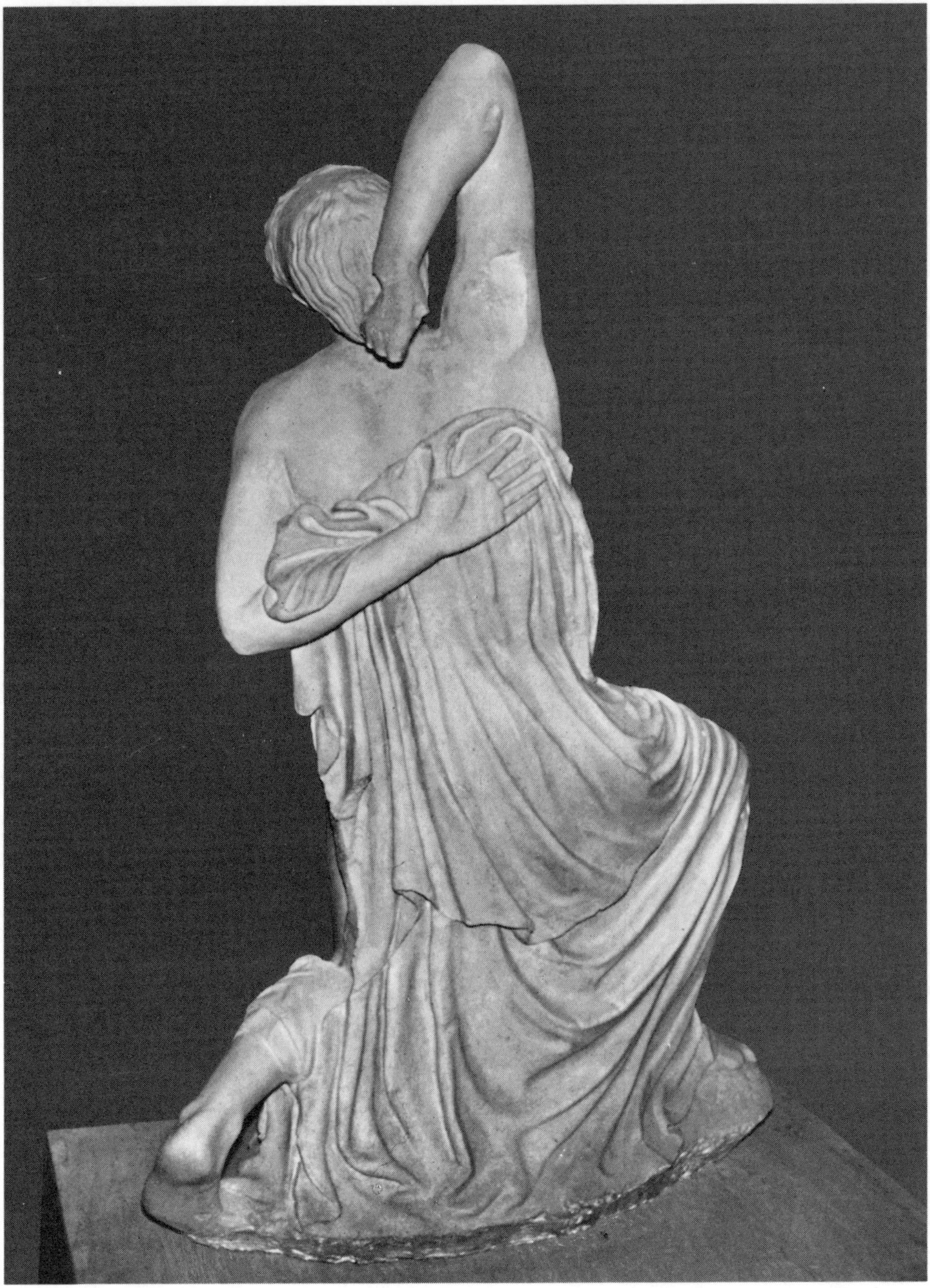

Niobide, Parischer Marmor, um 450 v. Chr., Höhe 149 cm
Rom, Thermenmuseum

Artemis und Apoll in Mißklang. Was Pelops am eigenen Leibe erfahren hatte, geschieht ihr nun in ihren Kindern, in denen ihr ganzes Wesen voller Stolz aufging – sie wird in ihnen zerteilt und getötet.

Es sind nach der bekanntesten Version sieben Söhne und sieben Töchter. – In vierzehn Teile wurde schon der ägyptische Osiris von Seth zerstückelt. – Neun Tage lang lassen die Götter die blutigen, entseelten Niobiden über die Erde verstreut liegen. Zeus hindert die Menschen, sie zu bestatten; wer es versucht, den versteinert er. Am zehnten Tage begraben die Götter diese unschuldig-schuldigen Opfer des Tantalidenfluches selbst und fügen so im Hades wieder zusammen, was auf der Erde zerteilt war.

Auch dieses Niobidenthema beschäftigte die antiken Dramendichter sehr. Der Entwicklung der Tragödie hätte es wahrlich an Stoff gefehlt, wenn das Geschlecht, dessen Schulterblatt Demeter verzehrt hatte, nicht gewesen wäre.

Und da geht unser Gedanke noch einmal zu Siegfried! Von ihm sagt Rudolf Steiner: er mußte die nordischen Völker in das *Tragische* hineinführen. Er «soll zum Untergang der nordischen Kultur führen. Ihr geistiger Gehalt geht unter und wird durch das herankommende Christentum ersetzt».[9] Offenbar hatten die Tantaliden in Griechenland nicht nur die gleiche wunde Stelle, sondern demzufolge auch eine ähnliche Aufgabe – in das *Tragische* hineinzuführen.

VI.
Worin urständet die Besonderheit und die Kontinuität des delphischen Orakels?

Das delphische Orakel ist auch heute noch ein relativ bekannter Begriff, dennoch verbirgt sich bei genauerer Betrachtung dahinter eine Fülle von Rätseln. Wir sprechen von Delphi, ob wir die mythische Zeit des Herakles meinen, ob die des Theseus, des Orestes oder gar noch spätere Jahrhunderte – als wäre Delphi eine zeitüberdauernde Persönlichkeit mit einem ungebrochenen Bewußtsein.

Und tatsächlich, wenn man sich in die delphische Orakelgebung vertieft, so stößt man auf ein Bewußtsein, dessen Kontinuität die griechische Epoche von ihren ersten Anfängen bis zu ihren Blüte- und Ausklangszeiten umspannt. In Delphi wurden Ereignisse nicht vergessen, die ringsum in der Welt in keines Menschen Erinnerung mehr waren.

In Delphi ging die Zeit aber auch weiter! Priester und Pythonissen starben wie andere Menschen, die Generationen wechselten. *Was* vergaß in Delphi nicht? *Wer* war der Träger der Kontinuität?

Wollte man sich vorstellen, daß über jeden Spruch Buch geführt worden sei, so daß die Priester vor jedem neuen Orakel nachschlagen konnten, ob bereits eine Vorgeschichte in dieser Sache existierte, so wäre das eine Praxis, die erstens der alten Zeit nicht entsprach und zweitens in ihrer Schwerfälligkeit nicht funktioniert hätte. Man hätte ganze Bibliotheksgebäude um den Tempel errichten müssen, und mit *dieser* Kontinuität wäre es bald dahin gewesen, denn der Tempelbezirk wurde ja einige Male zerstört.

Der Leser wird sagen wollen: Das Dauerhafte, der Träger der Kontinuität in Delphi ist natürlich *Apoll*! Er ist der eigentliche Orakelgeber, die Pythia ist nur seine Stimme.

Das ist auch richtig. Aber Apoll ist in der griechischen Epoche überhaupt der Orakelgott. Ursprünglich war es Zeus, wie sein altes Orakel von Dodona noch bezeugt, dann trat er Orakelamt und -fähigkeit an seinen strahlendsten Sohn ab. Wo wir in Griechenland Seher, Sibyllen und Orakel finden – sie gehen letzten Endes alle auf Apoll zurück: die Sibylle von Cumae, das Orakel von Didyma ebenso wie die Seherkraft der Kassandra und andere. Trotzdem erreicht keine Orakelstätte die Bedeutung, die Geschichte-lenkende Kraft von Delphi. Es muß noch etwas hinzukommen, wodurch an dieser Stelle die Stimme Apolls besonders klar gehört und so weitgespannte Wirkung entfaltet werden kann.

Diese Frage möge am Anfang stehen, um am Schluß aufgegriffen zu werden. Zunächst wäre Klarheit darüber zu schaffen, was unter der «Kontinuität des delphischen Orakels» zu verstehen ist.

TRILOGIE, DIE DAS SCHICKSAL SCHRIEB: HERAKLES – KANDAULES, GYGES – KROISOS

Sehr bekannt ist ein Orakelspruch, welcher König Kroisos von Lydien im sechsten vorchristlichen Jahrhundert gegeben wurde. Der König hatte gefragt, ob er einen Krieg gegen die Perser beginnen solle. In dem Spruch der Pythia hieß es: «Wenn du gegen die Perser ziehst, wirst du ein großes Reich zerstören.»

Dieser Orakelspruch wird heute gerne als Beweis für die Doppelzüngigkeit pythischer Praxis betrachtet. Man meint, Delphi hätte sich immer so geschickt ausgedrückt, daß das Orakel in jedem Falle gedeckt war – mit anderen Worten: als ein Beispiel für delphischen Priesterbetrug versteht man diesen Spruch, denn Kroisos verlor ja den Krieg und zerstörte sein eigenes Reich.

Mit dieser negativen Beurteilung unterstellt man, Kroisos habe nach Delphi geschickt, den Spruch erhalten und dann in leichtsinnigem und naivem Vertrauen den Krieg begonnen – um dann der Betrogene zu sein. Betrachtet man aber die Tatsachen genauer, so stellt sich alles ganz anders dar.

Die Geschichte des Orakelspruches beginnt viele Jahrhunderte früher drüben in Griechenland: auf dem Peloponnes. Herakles hatte um die Tochter des Königs Eurytos gefreit und dessen Bedingungen erfüllt. Trotzdem wollte der König seine Tochter Jole dem Helden nicht geben, weil dieser in einem Wahnsinnsanfall seine erste Gattin Megara und seine Kinder umgebracht hatte. Nur einer unter seinen Söhnen, Iphitos, hielt zu Herakles und suchte ihn zu seinem Rechte zu bringen. Als dem Könige zur gleichen Zeit eine Rinderherde (nach Diodor waren es Stuten) gestohlen wurde, fiel der Verdacht auf Herakles. Nur Iphitos traute dem Freunde solche Rache nicht zu und suchte ihn in seiner Stammburg Tiryns auf. Herakles aber wurde abermals von der Göttin Hera mit Wahnsinn geschlagen und stürzte seinen Freund von den Zinnen der Burg herab. Dieser Mord verbreitete einen außergewöhnlichen Schrecken im ganzen Lande. Niemand wollte für Herakles die Entsühnungszeremonie vollziehen. Vergeblich wanderte er von Fürstenhof zu Fürstenhof – man jagte ihn fort, man wollte ihn nicht sehen.

Entsühnung – was ist das?

Ein Blutschuldiger in damaliger Zeit befand sich in einer äußerst schwierigen Lage. Für die Empfindung der Menschen hatte er «unreine Hände», auch wenn sie äußerlich vom Blut längst gesäubert waren. Er durfte nicht mit anderen Menschen in Verkehr treten, er brachte Unglück; er durfte sich aber auch nicht hilfeflehend an die Götter wenden, indem er ihnen ein Speis- oder Trankopfer darbrachte und sie anrief. Welche Beleidigung für einen Gott, wenn ihm mit solchen Händen ein Opfer angeboten wurde! Der schuldige Mensch war also ganz isoliert, ausgeschlossen aus menschlicher und göttlicher Gemeinschaft. Dies solange, bis ein *anderer* stellvertretend für ihn ein Sühneopfer darbrachte. Das vollzog sich etwa so:

Ein Fremder trat in einen Hof oder ein Haus, und der Hausherr ging ihm grüßend entgegen. Der Fremde aber setzte sich gleich bei der Tür nieder, hüllte sich in seinen Mantel und sprach nicht. Wenn er ein Schwert trug, so legte er es über seine Knie. Dann wußte der Hausherr: dieser Mann ist schuldig und bittet mich, ihn zu entsühnen. Wenn der Hausherr dies tun wollte, dann nahm er ein Tier – ein Lamm oder ein Widder zumeist –, opferte es und goß das Blut des Tieres über die Hände des Frevlers. Dadurch wurden die Mörderhände rein. – Das bedeutete aber noch nicht, daß die Sache irdisch aus der Welt geschafft war.

Wir sehen das deutlich an der Orestie. Orest kommt nach dem Muttermord nach Delphi und wird auf Gebot des Apoll entsühnt. Dann aber schickt ihn die Pythia nach Athen, wo er sich dem Gericht zu stellen hat. Orest umklammert dort das Bildnis der Athena, ruft sie um Hilfe an und sagt: Ich darf das, denn ich habe reine Hände, Apoll hat mich entsühnt.

Mit den «unreinen Händen» des Blutschuldigen sind also weder die physischen Hände gemeint, noch ist gemeint jener Bezirk des Menschen, wo das Moralische gerichtet und gewogen wird – um mit anthroposophischer Terminologie zu sprechen: nicht Astralleib und Ich, sondern der ätherische, der Lebenskräfte-Leib. Die Griechen schienen noch zu wissen, daß jede Tat ihre Wirkung in das Weltganze, in den Kosmos hinaus sendet und daß jede böse Tat dort etwas in Unordnung bringt. Durch den Schuldigen war Blut geflossen, es mußte zum Ausgleich wieder Blut fließen; dafür opfert sich ein unschuldiges Tier. Es gleicht nicht des Menschen irdische, aber des Menschen kosmische Schuld aus, denn wie in den eigenen Ätherleib, so geht die Wirkung in das Ätherische, in den Bereich der Lebensquellen für die ganze Welt hinein.

Dieses stellvertretend fließende Opferblut kulminiert dann in der Menschheitsgeschichte auf Golgatha, als das «Lamm Gottes» sein Blut für die ganze Menschheit hingibt. Was auf Erden in Ordnung zu bringen möglich ist, müssen wir auch hier wieder ordnen; wenn nicht in einer, so in mehreren Inkarnationen. Aber – und darauf macht Rudolf Steiner aufmerksam – die Wirkungen unserer Taten, die in den Kosmos gehen, den Weltenäther vergiften und das Weltengleichgewicht stören, können von uns selbst gar nicht ausgeglichen werden; da mußte ein Größerer kommen. Christus nimmt auf sich, die ständig emporsteigenden Wirkungen unserer Sünden wider den Geist des Weltgefüges auszugleichen, um damit der Menschheit die weitere Entwicklungsmöglichkeit zu retten.

Damit beantwortet sich eine große religiöse Frage, wie sie zum Beispiel August Strindberg ausgesprochen hat: «Was soll mir der Gekreuzigte, wenn ich doch merke, daß ich für alle bösen Taten hier auf der Erde selber büßen muß?»

Herakles wurde schließlich auf beschriebene Weise durch den König von Arkadien entsühnt. Dann ging er nach Delphi, um zu fragen, was er nun tun solle. Aber auch Apoll war über den Freundesmord so empört, daß er der Pythia gebot, Herakles von der Tempelschwelle zurückzutreiben und ihm zu sagen: Apollo gibt dir kein Orakel!

Herakles, in seiner unmöglichen Situation, hatte praktisch nichts zu verlieren. Und er begeht jetzt einen Frevel, von dem man annehmen muß, er habe ihn nicht nur aus Zorn, sondern zu dem Zwecke begangen, den er auch erreicht; nämlich, daß Apoll sich ihm stellt!

Er raubt den heiligen Dreifuß, auf dem die Pythia bei der Orakelgebung zu sitzen pflegt, und trägt ihn aus dem Tempel. Apoll tritt ihm entgegen und fordert den Dreifuß zurück. Ein Kampf entbrennt zwischen den beiden Zeussöhnen – dem Gott und dem Halbgott. Hinter Herakles tritt Athena und hilft ihm, hinter Apoll erscheinen seine Mutter und seine Schwester: Leto und Artemis. Der Kampf wogt unentschieden hin und her, bis Zeus einen Blitz zwischen die Streitenden wirft und Herakles gebietet, den Dreifuß zurückzugeben, aber auch Apoll gebietet, für Herakles das Orakel zu erteilen.

Wie lautete nun das endlich gegebene Orakel?

Herakles müsse sich auf drei Jahre als Sklave verkaufen lassen und das Geld den Kindern des Iphitos geben. – Man würde denken, wenn es auf eine gute Versorgung der Kinder ankam, so wäre es doch vernünftiger gewesen, die Kräfte des Herakles zu *nutzen,* anstatt sie zu binden. Es wäre vermutlich doch viel mehr herausgekommen, wenn die Götter gesagt hätten: Nun arbeite, schaffe, erkämpfe drei Jahre lang soviel du kannst, um die Kinder des ermordeten Freundes zu versorgen.

Es kommt aber offenbar nicht nur auf das Geld an, sondern auch auf die Art, in der es erworben wird.

Was war denn in Tiryns geschehen?

Herakles hatte keinen Widerstand gegen die Wahnsinnswellen der Hera aufbringen können. Er hatte nur nach dem Zustand gehandelt, in dem er sich in diesem Augenblick befand, und hatte nicht die geringste Hemmung vor dem Lebensrecht des anderen Menschen empfunden. Wie ein zorniger Alleinherrscher, der einen Leibeigenen über die Mauer wirft, hatte er sich Iphitos gegenüber benommen. Er hatte Tyrannis geübt! Die Gegenseite der Tyrannis ist Sklaverei. Eines bedingt das andere. Herakles hatte sein Gewicht auf die Gewaltseite der Welt gelegt; nun muß er ausgleichen, indem er drei Jahre lang jene Kräfte entwickelt und pflegt, die er als Sklave wohl oder übel aufbringen muß: Geduld, Verzicht auf jede Gewalt, Beschränkung der Freiheit und anderes. Das verlangt der Orakelspruch von ihm. Er verlangt einen sachlichen Ausgleich in den Weltenkräften. Das ist noch gar nicht im eigentlich moralischen Sinne zu verstehen.

Die griechischen Götter lassen sich mit den Maßstäben der Moral, wie man weiß, sehr schwer beurteilen, da kommt man nicht mit ihnen zurecht. Aber man kommt zurecht, wenn man den Maßstab des sachlichen Ausgleiches anlegt; ihm unterziehen sich auch die Götter selbst.

Als Apoll in Delphi den Drachen Python erschlug, war es für die Entwicklung der Menschheit eine gute Tat; dessen ungeachtet war es eine Blutschuld, und Apoll geht neun Jahre in Verbannung, um sie zu sühnen. Auch bei der Tötung der Kyklopen, welche für Zeus die Blitze schmiedeten, hat Apoll – im Schmerz über den Tod seines Sohnes

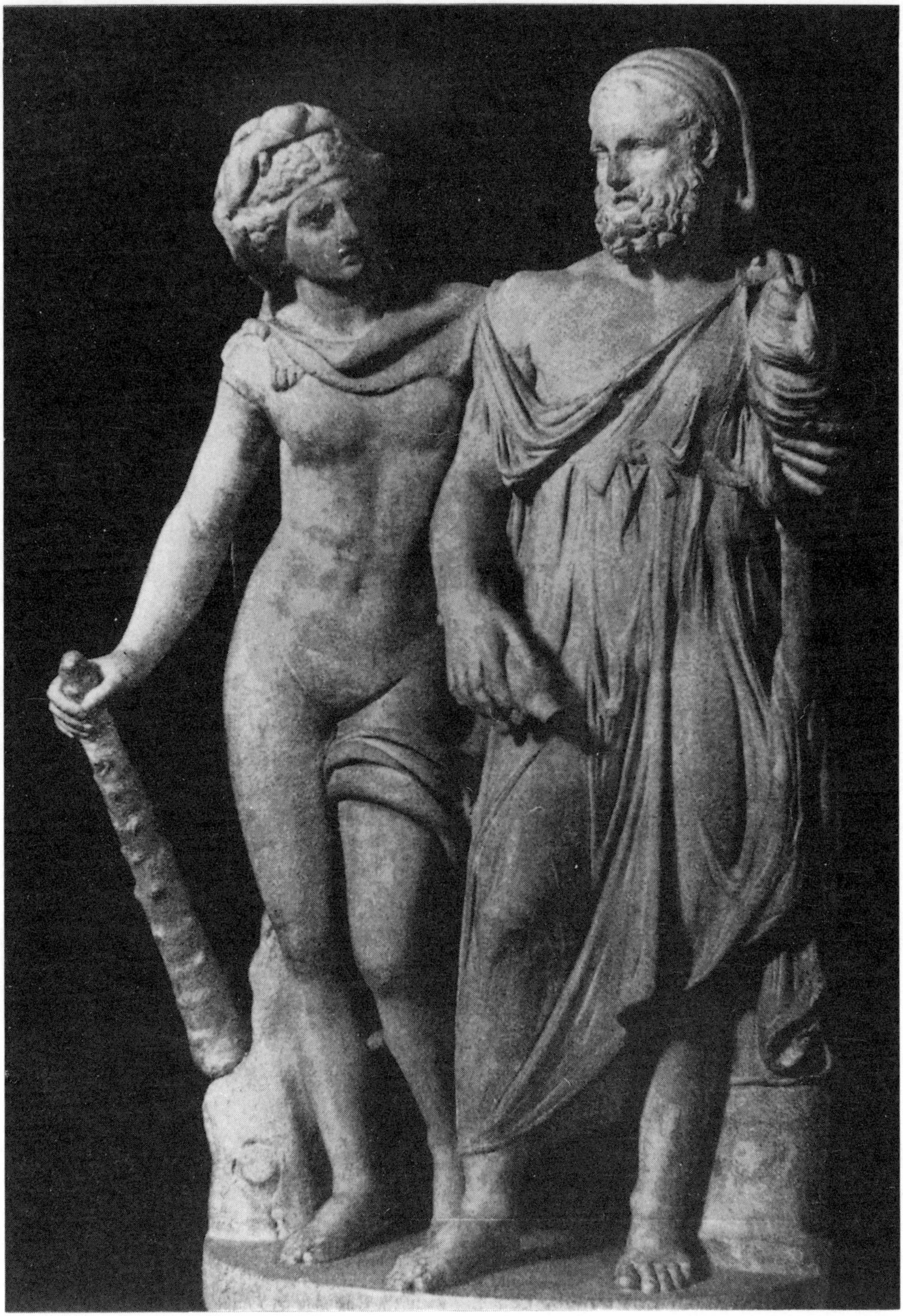

Herakles mit der Spindel, Omphale mit der Keule, Neapel, Nationalmuseum

Asklepios – auf die Gewaltseite der Welt sein Gewicht gelegt, und Zeus verhängt über ihn, daß er Hirte bei einem Menschen, dem König Admetos, zu sein habe. Die hegenden und hütenden Hirtenkräfte muß er zum Ausgleich üben. Ähnliches verlangt Apoll nun auch von Herakles.

Wir empfinden diesen drachentötenden Lichtgott wie einen vorchristlichen Michael, wir könnten ihm sogar auch ein zweites Attribut des Michael in die Hand geben: die Waage. Aber es ist noch keine Seelenwaage im moralischen Sinne, es ist ein Ausgleich in den Lebenskräften, über welchen Apollo Wache hält.

Herakles wird von den Göttern an die Königin Omphale in Kleinasien verkauft. Diese Zeit betrachtet man heute immer als etwas Lächerliches. Man sagt, das passe doch gar nicht in das Heroenleben hinein. Herakles sei da drüben weibisch geworden, er habe Frauenkleider getragen und sich mit Weben und Spinnen abgegeben, indes Omphale sein Löwenfell und seine Keule trug.

Aber wenn man auf bildhafte Weise zeigen will, worauf es in diesen drei Jahren ankam, so kann man es nicht besser als so: Herakles lernt jetzt die *feinen* Fäden spinnen, er übt jene Künste und Handfertigkeiten, bei denen man mit Gewalt gar nichts ausrichten kann, er geht in die Schule auf der weiblichen Seite der Welt. Und da er verzichten muß auf jegliches Aufbegehren, nimmt Omphale die Zeichen seiner Stärke – Keule und Löwenfell – für ihn in Aufbewahrung und gibt sie ihm nach drei Jahren wieder. Das ist gar keine lächerliche, sondern in gewissem Sinne eine großartige Epoche. Herakles erweitert sein Wesen, und man geht wohl nicht fehl, wenn man dies bis in die Mysterienschulung hinein ausdehnt. Herakles taucht ein in die weiblich dominierten Mysterien Kleinasiens.

Es ist damit ein Thema angeschlagen, das sich im Laufe der griechischen Geschichte noch mehrmals wiederholt. Das griechische Heroenwesen ist öfter in Gefahr, einer männlichen Einseitigkeit zu erliegen und mit Gewalt die Knoten der Probleme zu lösen, die ihm aufgetragen sind. Dann werden die Heroen übers Meer gewiesen, und dann spielt immer eine Frau eine Rolle, durch welche der Ausgleich wieder gefunden werden muß, das geht hin bis zu Orest und Iphigenie.

Herakles zeugt in diesen drei Jahren in Kleinasien Kinder. Und ein Sohn, dessen Mutter Omphale selbst (oder ihre Magd) sein soll, wird zum Stammvater der lydischen Königslinie, die später in Sardes herrscht. In diesem Geschlecht fließt das Blut des Herakles, stolz nennt man sich «Herakliden». Diese Herakliden regieren bis etwa in die Mitte des achten Jahrhunderts, bis zu Kandaules. Dann erlischt der Königsstamm – wodurch? Durch Freundesmord! Nur sind jetzt nicht die Herakliden die Mörder, sondern die Opfer. Kandaules stirbt durch die Hand seines Freundes, und dadurch erlischt dieser Heraklidenstamm. Jetzt erst, nach Jahrhunderten, ist der Mord an Iphitos im *Blute* des Herakles ausgelöscht.

Das macht uns auf ein anderes Gesetz der alten Zeit aufmerksam. Ein Mord wirkt auch in das *Blut* des Schuldigen hinein, und das kann in einer Inkarnation gar nicht ausgeglichen werden. An einen der Söhne – nicht an alle –, der gezeugt wurde in einer Zeit, da die drei Jahre Bußzeit noch nicht vorüber waren, wird die Schuld im *Blute* weitergegeben.

Wir kennen das Wort aus der Bibel, daß die Sünden der Väter heimgesucht werden bis ins dritte und vierte Glied, und wir verstehen das heute schwer. Wir meinen, uns gehe die Schuld des Großvaters oder Urgroßvaters nichts an. Aber die Menschen der alten Zeit waren noch nicht so emanzipiert wie wir heute. Weniger auf ihr Eigenwesen gestellt, waren sie Glieder ihres Geschlechtes, ihrer Sippe, ihres Blutsverbandes. Sie empfingen aus diesem Blute gute und starke Gaben – die erbten sie von den *Vorzügen* ihrer Voreltern –, sie mußten aber für deren Schulden auch mitbezahlen.

Die meisten Leser werden die Geschichte von Kandaules und seiner schönen Frau, die immer verschleiert geht, kennen. Kandaules hat einen Freund, den Griechen Gyges, und er beredet ihn, er möge sich einmal verstecken und seine Gattin belauschen, damit er sich überzeuge, wie schön sie sei. Gyges wehrt sich dagegen – das sei ein Frevel, das dürfe man nicht –, aber Kandaules gibt nicht nach. In ihm drängt das Schicksal und treibt ihn seinem eigenen Untergange zu.

Gyges tut Kandaules schließlich den Willen, aber die Königin bemerkt es und verlangt nun, er müsse Kandaules töten, oder er werde selbst getötet werden. So entschließt sich Gyges schweren Herzens zum Freundesmord. Zweiter Akt im großen Drama! Es ist wiederum nicht Haß und böse Absicht, sondern die tragische Einwirkung anderer Faktoren.

Nach der Tat sind die Lyder uneins. Die einen wollen Gyges als neuen Herrscher anerkennen, die anderen wollen Kandaules rächen. Da sie einen Bürgerkrieg befürchten, senden sie nach Delphi und verpflichten sich, dem Spruch der Pythia nachzukommen.

Auch in Delphi sind Jahrhunderte vergangen, trotzdem scheint man dort den Hintergrund noch zu kennen. Apoll sagt jetzt nicht wie einst bei Herakles, er wolle von dem Freundesmörder nichts wissen, sondern bestätigt Gyges ohne weiteres als König. Es ist eben der *zweite* Akt, die Personen sind relativ unschuldig, sie tragen nur alte Wirkungen aus. Das verhindert aber nicht, daß Gyges die Tat nun in *seinem* Blute hat, und die Pythia fügt deshalb hinzu, im fünften Gliede seines Geschlechtes werde sich der Mord an Kandaules rächen. – Aber diesen zweiten Teil des Spruches beachteten die Menschen nicht und vergaßen ihn schließlich völlig. – Der Fünfte nach Gyges war Kroisos.

Über ihm schwebte das Fatum, daß er sein Leben verlieren müsse durch Freundeshand und daß er Krone und Reich einbüßen müsse, wie es Kandaules getan. Aber keiner wußte es mehr.

Zunächst sah es mit Kroisos gar nicht so aus. Er war ein reicher und erfolgreicher König. Wir sagen noch heute: «Der ist ein Krösus», wenn wir einen reichen Mann meinen. Kroisos war aber nicht nur für seinen Reichtum berühmt, sondern auch für seine große Götterverehrung. Ein Großteil seiner Beute gab er stets an Tempel ab, opferte ihn den Göttern. Kroisos hatte zwei Söhne; der älteste konnte nicht sprechen, und eignete sich deshalb nicht zur Thronfolge. Man fand kein Mittel gegen sein Leiden. Die Pythia in Delphi ließ dem Kroisos auf Befragen sagen: Wünsche nicht, daß er spricht, «denn er wird sprechen am unglückseligsten Tage».

Nun setzte er seinen zweiten Sohn als Thronfolger ein, aber da erlebte er ihn im Traum von einem Speer durchbohrt tot zu Boden stürzen. Kroisos ließ alle Speere aus seinem Palast entfernen, verheiratete den Sohn und verbot ihm jeden Feldzug.

Das war für den tatenlustigen jungen Prinzen nicht sehr angenehm, und als einmal eine Eberjagd gehalten werden mußte, bat er seinen Vater, ihn teilnehmen zu lassen. Kroisos erlaubte es ihm, aber er nahm einen jungen Prinzen, einen Freund des Hauses, der Kroisos viel zu verdanken hatte und dessen guter Gesinnung er ganz sicher sein konnte – Adrastos –, beiseite und bat ihn mitzugehen und auf den Sohn zu achten. Adrastos ging in bester Gesinnung mit, aber gerade sein Speer verirrte sich und tötete den Prinzen. Freundesmord! Dritter Akt im Drama.

Adrastos kommt nach Sardes, wirft sich dem Könige zu Füßen und sagt: «Töte mich. Ich habe deinen Sohn getötet.» Kroisos läßt trotz der Furchtbarkeit dieser Nachricht kein Rachegefühl in sich aufkommen; ja, er tröstet den Adrastos noch, indem er ihm sagt: «Von dir will ich nichts. Du bist ja gar nicht schuld. Du bist ja nur ein Werkzeug der Götter gewesen, die es mir schon im Traum vorausgesagt haben.»

Kroisos spürt, daß hier ein unabänderliches Schicksal waltet, ein Götterwille – aber er kennt den Grund nicht. Der Freundesmord trifft ihn nicht selbst (warum nicht, das wird uns später klarerwerden), aber er trifft ihn doch so nah, daß er den Untergang seiner Dynastie damit vor Augen sieht, denn er hat keinen anderen thronfähigen Sohn.

Bei dieser dritten Wiederholung der Freundesmord-Tragödie gibt das Schicksal die Chance, die fortgesetzte Vergeltung nun zu beenden, und Kroisos ist der Mann, der diese Chance ergreift. Adastros tötet sich in seiner Verzweiflung über die Mordtat, die ihn wider Willen zum Urheber hatte, selbst. Aber dadurch kommt sein Blut über keinen anderen Menschen.

Einige Jahre lebt Kroisos wie gelähmt von dem Schlag, der ihn getroffen hat, dann beunruhigt ihn die wachsende Macht der Perser derart, daß er sich fragt, ob er ihnen nicht durch einen eigenen Angriff zuvorkommen müsse. Aber er handelt gar nicht so, wie man immer meint – kriegslustig und viel zu vertrauensselig in bezug auf den pythischen Spruch –, er läßt sich im Gegenteil sehr viel Zeit und will zunächst erforschen, ob solch ein Feldzug im Einklang mit dem Götterwillen stehen würde. Und da tut er etwas, angesichts dessen man sich fragen muß: Wer ist dieser Kroisos? Was *wagt* er? Er wagt, die berühmtesten Orakelgötter seiner Zeit durch eine List zu prüfen!

Dieser Kroisos muß etwas Bestimmtes wissen – daß nämlich die Zuverlässigkeit der Götter verschieden ist, auch die Zuverlässigkeit der Orakel, daß es aber *einen* gerechten, zeitenführenden Orakelgott geben müsse, und den will er finden.

Er stellt Gesandtschaften zusammen und schickt sie an die berühmtesten Orakelstätten der damaligen Welt: nicht nur nach Griechenland, sondern zum Beispiel auch zum ägyptischen Ammonorakel in der Libyschen Wüste. Er rechnet für diese weiteste Route ungefähr drei Monate Reisezeit, denn er sagt: am hundertsten Tage nach eurer Ankunft fragt ihr beim jeweiligen Orakel, was *jetzt* der König von Sardes tut! (Man hat also wahrscheinlich auch eine bestimmte Tageszeit verabredet.)

Die Gesandtschaften ziehen aus und kommen nach abermals drei Monaten mit ihren Sprüchen zurück. Sie werden vorgelesen. Als Kroisos den Spruch von Delphi hört, jubelt er. Nun weiß er: Apoll ist es, der Apoll von Delphi.

Man könnte denken, daß Apoll, der die List des Kroisos doch durchschaut, zürnen würde, aber er gibt mit Gelassenheit durch den Mund der Pythia den Spruch:

> «Weiß ich doch, wieviel Sand am Ufer,
> wie weit auch das Meer ist,
> kenne ich doch des Stummen Gespräch
> und des Schweigenden Worte.
> Schildkrötenduft erreichte mich wohl,
> des gepanzerten Tieres,
> kochend zusammen mit Fleisch vom Lamme
> in ehernem Kessel.
> Erz umgibt es von allen Seiten, so oben wie unten.»[1]

Damit beschreibt er, was Kroisos an diesem hundertsten Tage sich ausgesonnen hatte – ein Lamm und eine Schildkröte zu zerschneiden und zusammen in einem ehernen Kessel zu kochen.

Kroisos läßt große Opferfeierlichkeiten für Apollo begehen, läßt Metalle einschmelzen, neue Kunstwerke schaffen und schickt dann ganze Schiffe voller Geschenke nach Delphi – und auch einige Geschenke nach Theben, das ein abgeleitetes Appollonorakel ist und gleichfalls einen richtigen Spruch gegeben hatte.

Erst jetzt, und es muß wiederum mindestens ein halbes Jahr vergangen sein, stellt Kroisos die Frage, ob er gegen die Perser in den Krieg ziehen solle, und er erhält einen Spruch: «Wenn du gegen die Perser ziehst, wirst du ein großes Reich zerstören.»

Aber Kroisos handelt immer noch nicht. Er ist sich wohl bewußt, daß die Antwort nicht eindeutig ist und schickt zum dritten Male mit wiederum reichen Geschenken nach Delphi und Theben und stellt eine dritte Frage, an deren Beantwortung er glaubt erkennen zu können, wie der Krieg ausgehen wird, nämlich die Frage: «Wie lange wird mein Thron Bestand haben?»

Delphi spricht: «Nur wenn ein Maultier den Medern als König gebietet, dann entflieh, zartfüßiger Lyder, zum steinigen Hermos...»

Nun denkt Kroisos, ein Maultier gebietet schließlich nicht – er beginnt den Krieg. Nach vierzehntägiger Belagerung in seiner Stadt Sardes wird sie durch eine List der Meder eingenommen.

Kroisos sieht gelähmt und erschüttert das wirre Schicksal über seine Stadt hereinbrechen, in der er vierzehn Jahre lang regiert hat. Ein persischer Soldat, der ihn nicht kennt, stürzt auf ihn zu, um ihn zu töten. Da schreit der Sohn, der bis dahin nicht hatte sprechen können, laut auf: «Mensch, töte Kroisos nicht!»

Kroisos wird gefangengenommen und vor den siegreichen Perserkönig Kyros gebracht. Der läßt einen großen Scheiterhaufen errichten, Kroisos gefesselt hinaufstellen und die Flammen entzünden.

Obgleich die Überlieferungen spärlich sind, können wir doch am Gang des Geschehens ablesen, was in Kroisos in dieser Situation vorgeht. Kränkt er sich um den Verlust seiner Macht, seiner Krone, seiner Schätze? – Nein, Kroisos beschäftigt nichts so sehr, wie der vermeintliche Verrat des Apoll. Hatte er bisher alles daran gesetzt, um im Einklang mit den Göttern, vor allem mit Apoll zu leben, so sieht er sich jetzt enttäuscht und verlassen. Aus diesem Tiefpunkt seines Zweifels an Apoll entringt sich ihm zweimal ein Name: «Solon, Solon!»

Was war mit Solon?

Solon war der Weise von Athen, der es als erster unternommen hatte, den führenden Geschlechtern ihre Rechte zu kürzen, damit der Staat und die unteren Schichten auf eine gesündere Lebensbasis kommen konnten. Er schuf damit die Grundlagen für die spätere Demokratie. Nachdem seine Gesetzgebung angenommen war, ging Solon zehn Jahre auf Weltreise, um die Athener ihre neue Verfassung ausprobieren zu lassen. Er besuchte auch Kroisos in Sardes, aber die beiden verstanden sich nicht gut.

Solon war einer von den vor-sichtigen Geistern, die sich nach der ihnen eigenen Wahrnehmung orientierten und sahen, daß die Götterlenkung unsicher wurde im Laufe der Zeit, daß die Götter sich mehr und mehr zurückzogen. Er sah: Wenn man auf Erden nicht vorbaut und eigene soziale Formen schafft, dann kommt ein Chaos. Solon sprach vom *Neide* der Götter, und daß man nie wissen könne, wie etwas ausginge, solange man das Ende nicht gesehen habe.

Kroisos aber lebte sein erfolgreiches Königtum in vollkommenem Göttervertrauen. Er hatte gewissermaßen die andere Hälfte der Wahrheit: Es gibt neidische Götter – aber es gibt auch gerechte Götter, man muß sie nur finden! Und er hatte geglaubt, in Apoll den gerechten, zeitenführenden Gott gefunden zu haben. Nun aber steht er auf dem Scheiterhaufen – sein Reich geht zugrunde, sein Leben endet in den Flammen. *Muß* er nicht denken, daß auch Apoll ein neidischer Gott sei, daß Solon recht gehabt habe?

Aber gerade die Kulmination seines Leidens bringt eine Wendung. Der Seufzer «Solon, Solon!» löst in Kyros, dem Perserkönig, eine äußerlich gar nicht zu verstehende Reaktion aus. Er wird unruhig, er will wissen, was Kroisos gesagt und was er damit gemeint habe. Es ist, als riefe in Kyros jetzt eine Stimme: «Mensch, töte Kroisos nicht!» Als Kroisos auf Befragen schließlich sagt, er habe den Namen eines Mannes ausgesprochen, mit dem jeder König einmal gesprochen haben sollte, da gibt Kyros den Befehl, die Flammen zu löschen und Kroisos zu retten. Aber es gelingt nicht mehr.

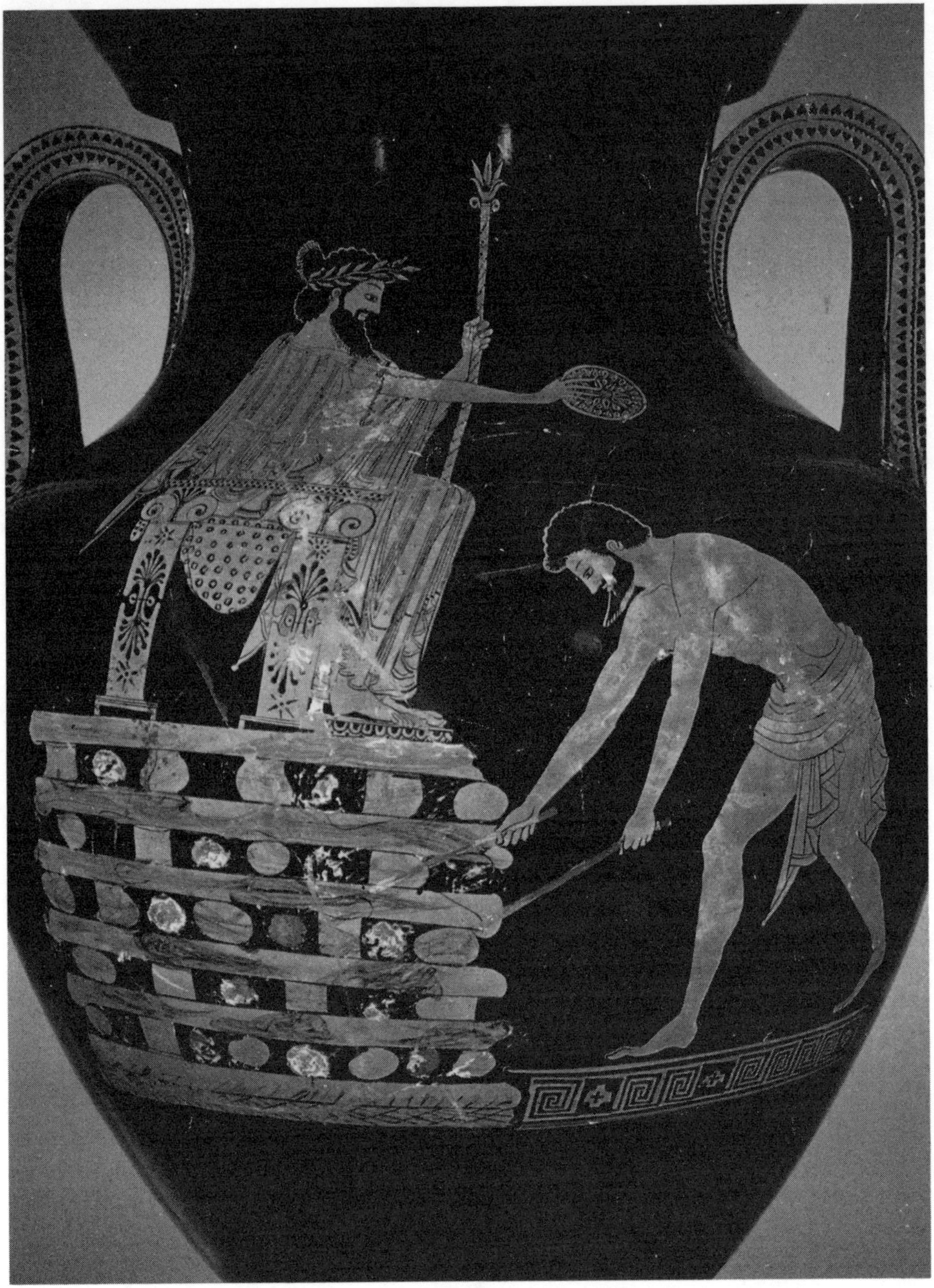

Kroisos auf dem Scheiterhaufen, um 480 v. Chr.
Amphora aus Vulci/Etrurien, Paris, Louvre

Als Kroisos sieht, daß man plötzlich um die Rettung seines Lebens bemüht ist, hebt er seine Arme noch einmal zu Apoll und spricht: Wenn ich dir je gerechte Opfer gebracht habe, dann errette mich jetzt vom Tode! – Da ziehen sich am blauen Himmel schwarze Wolken zusammen und ein großer Wassersturz löscht den brennenden Scheiterhaufen aus. Kroisos steigt herab. Er wird von Kyros mit Erschütterung und Ehrfurcht empfangen. Kyros fragt: Warum bist du mein Feind geworden? Warum bist du nicht mein Freund? Und die beiden schließen Freundschaft.

Das ist ein wunderbarer und tröstlicher Zug der Geschichte. Nachdem die drei Akte abgelaufen sind und nachdem Kroisos die Rache nicht fortgesetzt hat, tritt eine völlige Umstülpung des Motivs ein.

Kroisos gibt dem Kyros gleich einen sehr guten Rat, und dieser erkennt daran, *was* für einen Ratgeber er gewonnen hat. Kroisos, den man auch den «Salomon der Heiden» genannt hat, ist von unglaublicher Phantasie. Er weiß nicht nur, *was* zu tun ist, sondern auch, *wie* es getan werden muß. Kyros, davon beeindruckt, sagt: «Wünsche dir, was du willst, du kannst alles von mir haben.»[2]

Kroisos könnte sich Krone, Macht und Reichtum zurückwünschen, aber ihm geht nur eines in tiefster Seele nahe – die Irritation seines Göttervertrauens und seiner Götter-Erkenntnis. So sagt er zu Kyros: «Ich wünsche nichts, als daß du die Fesseln, welche du mir eben abgenommen hast, durch Boten nach Delphi schickst. Sie sollen die Pythia fragen, ob *das* die Art des Apollo sei, seine Freunde zu behandeln.»

Kyros lacht, weil Kroisos nichts weiter wünscht, und sendet die Boten nach Delphi.

Die Pythia sagt, Kroisos habe die richtige Frage nicht gefunden. Er hätte fragen müssen, *welches* Reich er zerstören würde. – Also die logische, die direkte Frage, die in den Kern dessen traf, was er meinte. Auch habe er den zweiten Spruch nicht verstanden, denn Kyros sei eben das Maultier, vor dem er sich hätte hüten sollen.

Bei einem Maultier ist die Mutter edler als der Vater, die Mutter ist ein Pferd und der Vater ist ein Esel. Die Mutter des Kyros war eine Prinzessin, der Vater sozial niedriger gestellt. Maultier war ein Bildwort für Kyros; das hatte Kroisos sich nicht enträtseln können. Aber, sagt die Pythia, das habe doch alles so kommen müssen. «Ihr habt ja vergessen, daß Kroisos der Fünfte nach Gyges ist und der Mord an Kandaules sich rächen mußte!»

Und die Pythia gibt Kroisos noch mehr mit. Apoll hat nicht verraten. Im Gegenteil, Apoll *liebt* den Kroisos und hat den Fall der Stadt Sardes schon drei Jahre aufgehalten. Er wollte das ganze Geschehen überhaupt auf die nächste Generation abwälzen, aber das konnte er wider die Moiren nicht erreichen.

Wider das Schicksalsgesetz kann auch Apoll nicht handeln.

Aber er habe ihn doch aus den Flammen errettet. – Diese Botschaft gibt Kroisos offensichtlich die innere Ruhe wieder. Er sieht sein Schicksal sinnvoll im Zusammenhang der Weltgerechtigkeit. Er versucht niemals, seine Krone wieder zu erlangen, sondern stellt sich ganz in den Dienst der Perser, auch über den Tod des Kyros hinaus.

Herakles, der im Tempel zu Delphi den Dreifuß raubt, und Kroisos, der dort seine Fesseln niederlegen läßt – zwischen diesen beiden Szenen spannt sich die Trilogie des Schicksals. Tragisch beginnend, endet es doch nicht als Tragödie. Unbemerkt ist aus dem Strom der Vergeltung eine neue Linie herausdestilliert worden. Als Kroisos sich aus den zwingenden Gesetzen des Blutes herauszuringen vermag, kehrt das Motiv sich um. Nicht mehr wird jetzt der Freund der Feind des Freundes wie Herakles an Iphitos, Gyges an Kandaules, Adrastos am Sohn des Kroisos. Jetzt schenkt Kroisos seine Freundschaft dem Perser, der ihn seines Thrones beraubte, und dieser wird ihm gleichfalls ein wahrer Freund. Es wird nun der Feind der Freund des Feindes. – Man muß gestehen, daß das nicht eben eine alltägliche Geschichte ist ...

Und Delphi hatte nicht vergessen, was in der Welt vergessen worden war! Über rund tausend Jahre hatte es in ungebrochener geistiger Kontinuität dies dreifache Drama gelenkt. *Was* vergißt nicht in Delphi?

Es stehe noch ein zweites, ganz anders geartetes Beispiel für die Wirksamkeit Delphis vor uns auf.

ZWEIFACHE KOLONISIERUNGSIMPULSE: SYRAKUS UND KROTON

Um die gleiche Zeit, als von Sardes in Kleinasien die Frage erging, ob Gyges als König anzuerkennen sei – um die Mitte des achten Jahrhunderts –, hatte die Pythia unter vielen anderen Sprüchen auch einen Rat zu erteilen, dessen Auswirkung nach Sizilien und Unteritalien hinüberführte.

Es lebte damals in der griechischen Stadt Korinth ein Mann aus altem, berühmtem Geschlecht: *Archias.* Einer Bluttat wegen wurde er verbannt; er beschloß auszuwandern und eine Kolonie zu gründen. Da niemand allein kolonisieren kann, muß Archias eine genügend große Zahl Anhänger gehabt haben, die ihm in eine neue Heimat folgen wollten. Er begab sich nach Delphi, um Rat zu erbitten, wie und wo er kolonisieren könne.

Zu gleicher Zeit traf in Delphi ein anderer Grieche ein, der genau dieselbe Frage hatte – der Archäer *Myskellos.* Von ihm wird nicht gesagt, daß eine Schuld ihn bedrückte oder sonst ein Zwang ihn aus dem Lande trieb.

Die Priester des Heiligtums stellten beide Männer zusammen vor die Pythia, und diese hob die eine Frage, die ihr diesmal aus zwei Seelen entgegenkam, zu Apoll empor. Aber der Gott antwortete nicht gleich, sondern stellte eine Gegenfrage: «Was wählt ihr – Reichtum oder Gesundheit?»

Archias wählte Reichtum, Myskellos wählte Gesundheit.

Nun lenkte der pythische Spruch die zwei Männer zu verschiedenen Erdenorten: Archias, der Verbannte aus der Hafenstadt Korinth, wird mit seinen Siedlern auf einen Platz in Sizilien gewiesen. Eine günstige Lage am Meer mit innerem und äußerem Hafenbecken schafft beste Handelsbedingungen, die Siedlung blüht auf und erreicht unter tatkräftigen Herrschern Ruhm und Reichtum: *Syrakus.*

Unter dem Tyrannen Gelon strömen im Jahre 480 v. Christus Sklaven und Beuteschätze der geschlagenen Karthager in die Stadt, und 415/13 erlaubt das Schicksal, die angreifende Flotte Athens im eigenen Hafen zu besiegen. Dieses oft zitierte Ereignis hat zur Folge, daß nun die «Blüte der hellenischen Jugend» – die waffenfähigen Athener – in den Steinbrüchen von Syrakus Sklavendienste tun muß. Nur diejenigen, heißt es, seien davon befreit worden, welche gut die Verse des Euripides zu rezitieren verstanden; sie wurden an den kunstfreudigen Hof des Fürsten geholt. So stieg Syrakus auf zur führenden Stadt Siziliens, lange Zeit reich und mächtig – nur gesund war es nie. Eine Sumpfzone bedrohte die Siedlung als ständiger Fieberherd. Archias hatte Reichtum gewählt.

Myskellos wurde vom pythischen Spruch nach Unteritalien in die Gegend des heutigen Golfs von Tarent gewiesen; aus seiner Gründung entwickelte sich die Stadt *Kroton*. Auch sie erblühte rasch und lebensfähig, ohne je mit Syrakus an äußerer Machtfülle vergleichbar zu sein. Aber sie gewann einen guten, einen «sauberen» Ruf; sie galt als ein gesundes Stadtwesen, ja, sie entwickelte einen Überschuß an Gesundheit: In ihren Mauern entstanden Ärzteschulen, das Heilwesen wurde gepflegt. Ein anderer Überschuß an Gesundheit zeigte sich in berühmten Olympiasiegern, die Kroton stellen konnte. – Das war aus der Gründung des Myskellos geworden.

Was hatte Delphi getan, als damals die beiden Männer vor dem Dreifuß der Pythia erschienen waren?

Betrachtet man die griechischen Städte, sowohl im Stammland wie in den Kolonien, so fällt auf, wie eigenständig sie alle sind. Jede hat ihre bestimmte geistige Farbe, fügt zum Konzert des Ganzen ihren unverwechselbaren Ton. Selbst heute spricht noch durch die dürftigen Trümmerreste erstaunlich deutlich dieses Eigenwesen. Man kann Athen nicht mit Sparta oder Korinth verwechseln, aber auch nicht Milet mit Ephesos, Smyrna oder Pergamon, ebensowenig wie Syrakus mit Kroton. Überall herrscht ein ganz spezielles Timbre; mit anderen Worten: die Städte haben einen Charakter!

Wem aber kann dieser Charakter zugehören? Doch nicht den vielen einzelnen, die im Wechsel von Geburt und Tod die Stadt bevölkern? Er kann doch nur einer Wesenheit zugehören, die bleibend mit der Stadt verbunden ist. «Stadtseele» würde man in nachchristlicher Zeit sagen, «Stadtgöttin» sagte die Antike. Am deutlichsten zeigt es vielleicht Athen. Bis in den Namen hinein dokumentiert sich, daß die Intentionen der Zeustochter hier maßgebend sind. Die Stadt ist für sie eine Art Inkarnationsmittel. Nicht einen menschlichen Einzelleib bewohnt die Unsterbliche, sondern sie strahlt ihre Intentionen in die Körperschaft der Bürger ein. Von daher wird verständlich, warum der antike Mensch sich so intensiv als Glied eines Gemeinwesens empfand. Es war unmöglich, im wirklichen Sinne Bürger einer anderen Stadt zu werden, und zum Teil verboten es auch strenge Gesetze. Die in Überlieferungen erwähnte Bemühung, bei einem Krieg aus der feindlichen Stadt zuerst das Bild der Stadtgöttin zu rauben und ihm dann im eigenen Land einen Tempel zu erbauen, erhellt diesen Zusammenhang. Man versucht, die Göttin von ihrem alten Wohnort wegzulocken, denn erst dann kämpft man gegen Menschen. Solange die Göttin bei ihrer Stadt ist, kämpft man gegen ihr unsterbliches Wesen.

Als Archias und Myskellos in Delphi erschienen, waren beide bereits Impulsträger göttlicher Intelligenzen, die zur Kolonisation drängten. In Delphi muß man nun die Fähigkeit besessen haben, erstens zu erkennen, welcher *Art* die entsprechenden Intelligenzen waren. Apoll läßt in unserem Falle die Pythia zwei Kennworte aussprechen, die von den Männern aufgegriffen werden: der *Charakter* der geistigen Impulse, die hinter ihnen stehen, tritt dadurch zutage. Zweitens vermag Delphi nun auch den Erdenort zu finden, der zur Verwirklichung gerade dieser Intentionen am geeignetsten ist. Hierin liegt die grandiose Leistung des Orakels in bezug auf die griechische Kolonisation – den Willen geistiger Entelechien mit den passenden irdischen Möglichkeiten zusammenzuknüpfen. Auf solche Weise entstanden lebensfähige, charaktervolle und schöpferische Stadt-Persönlichkeiten. – Für den modernen, nüchternen Verstand ist das ein unglaubwürdiges Märchen, aber mit diesem Erdenverstand hatte die Orakelfindung auch gar nichts zu tun. Sie konnte vielmehr eintauchen in die unsichtbaren Kräftezusammenhänge, wo sich Verwandtes anzieht und Aufeinander-hin-Orientiertes seine Wege findet.

Anders gesagt: Delphi kennt das Wesen, den *Namen* der Dinge, die da werden wollen. Die Urbilder kommender Entwicklung leuchten im Vorgang der Orakelfindung auf, die Ursprungsimpulse der geplanten Unternehmungen werden hier erkannt. Die Städte, die so entstehen, irren zwar genau wie der einzelne Mensch oft von ihrer geistigen Linie ab und sind in Gefahr, ihre Eigenheit zu verlieren. Aber äußere Schwierigkeiten veranlassen sie dann, in Delphi Rat zu holen. Der Richtspruch des Orakels lenkt sie wieder zu sich selbst zurück.

Auch Kroton ist nach etwa zweihundert Jahren seiner Entwicklung in äußerster Gefahr, sein Gesicht zu verlieren. Die Bürger ergeben sich den Unsitten des berüchtigten Sybaris und werden von Prunksucht und Zügellosigkeit angesteckt. Damit ist gerade der Nerv dessen getroffen, was Krotons Eigenheit ausmacht: *gesunde* Lebensführung in geistiger, seelischer und körperlicher Hinsicht. Aber die Gefahr ist diesmal von schleichender, schlangenlistiger Art. Ohne äußere Bedrohung nistet sie sich in Kroton ein und veranlaßt nicht, nach Delphi zu schicken. «Wie befreien wir uns von unserer eigenen Prunksucht?» Das hat noch niemand ein Orakel gefragt.

Wenn die Bürger auch nicht realisieren, in welche Gefahr sie die Stadt bringen, so müßte doch jenes Wesen, das im geistigen Sinne mit Kroton identisch ist, jetzt in höchster Not um Hilfe rufen!* Und Delphi – *wenn* es das geheime Losungswort bewahrt, kann es dann von der Situation unberührt bleiben? Was geschieht (und *wie* geschieht es?) an diesem gefährlichen Punkt krotonischer Entwicklung?

Es kommt ein Mann übers Meer. Er geht in die Stadt und ruft die Männer in einem Tempel zusammen, die Frauen in einem anderen, die Jugend in einem dritten. Was er zu ihnen spricht, kann man auf einen Satz bringen – auf den delphischen Tempelsatz: Erkenne dich selbst!

Das sagt der Mann zur *Stadt.* Den Bürgern, die das augenblickliche Wesen von Kroton darstellen, führt er vor Augen, wie wenig sybaritische Lebensart zu ihnen paßt, denn sie sind nicht Sybariten. Sie haben Träger dessen zu sein, was «Kroton» ausmacht; sie verleugnen sich selbst und verraten Sinn und Wesen ihrer Gründung.

Wäre dieser Mann von allgemeinen Weltverbesserungsideen erfüllt, so hätte er nach Sybaris gehen müssen, an die Quelle des Übels, um dort gegen die Sittenlosigkeit zu predigen, die auch noch die Umwelt verdarb. Aber es geht hier nicht um eine allgemeine Moralpredigt, sondern um die Rettung der geistigen Existenz von Kroton.

Der Mann ist *Pythagoras.* Am Maße dieses Menschen, der durch die Feuer aller Initiationen gegangen ist, die damals noch möglich waren, fallen den Krotonern die Schuppen von den Augen. Sie sehen plötzlich, daß es Plunder ist, was sie von Sybaris übernommen haben. Sie legen ihren überflüssigen Schmuck und Prunk ab und opfern ihn in den Tempeln. Von großer, innerer Bewegung ergriffen, findet Kroton zu sich selbst zurück.

* Es wird manchem Leser so vorkommen, als ob bei dieser Erzählung eine mittelalterliche Sage mitklingt, in der die Personifikation einer Stadtseele, nämlich Elsa von Brabant, in ihrer Not an einem Glöckchen klingelt, das man in der weit entfernten Gralsburg hört und in Lohengrin einen Helfer schickt. Hier ist es die Gralsburg, welche den «Namen der Dinge» kennt und hütet und welche gerade auch über den in Europa aufbrechenden Städtebauimpuls sorgsam wacht.

Es beunruhigt die Stadtväter, daß ein Fremder plötzlich solchen Einfluß gewinnt; sie laden ihn vor, damit er sich verantworte. Pythagoras tut es, indem er vor ihnen seine hohen Ideen von der Erziehung des Menschen entwickelt. Der Rat von Kroton begeistert sich so sehr daran, daß man Pythagoras die Voraussetzungen für die Gründung seiner Schulsiedlung und seines Ordens bietet.

So ist Pythagoras ein Retter für Kroton geworden; gerüstet wie keiner für das hier zu vollbringende Werk, kam er über das Meer. Er brauchte die Krotoner nicht mit Überredung zu ihrer alten Lebenshaltung zurückzurufen, so wie man etwa Kindern sagen würde, sie sollten so brav werden, wie sie es schon einmal waren – sondern ihn durchglühte die Kraft eines neuen Zieles. Die Zukunftsaufgabe, die er zeigen konnte, lag aber genau auf der Linie, welche dem Wesen von Kroton entsprach. So riß er die Menschen vorwärts, und gerade dabei kehrten sie zu sich selber zurück.

Aber kommt Pythagoras denn von Delphi? Edouard Schuré jedenfalls schildert es uns so in seinem Buch «Die großen Eingeweihten», worin er ja auf ihm bekannten Überlieferungen fußt. Er läßt Pythagoras nach jahrzehntelanger Wanderung durch die Mysterienstätten der alten Welt nach Delphi kommen, wo er Theano, die neue Pythonisse, ausbildet und die Priesterschaft mit seinem Initiierten-Wissen durchfeuert. Dann verläßt er Delphi und reist nach Kroton.[3]

Das Leben des Pythagoras ist historisch noch immer schwer faßbar, der Überlieferungen gibt es viele; stichhaltige Dokumente sind spärlich; man kann also nach Belieben glauben oder bezweifeln. Trotzdem hat sich das Wesens- und Lebensbild dieses Mannes ziemlich deutlich herausgeformt, und man macht die merkwürdige Erfahrung, daß das, was man auf der einen Seite bezweifelt, einem von der anderen Seite als Gewißheit wiederum zukommt. Man kann auch seinen Aufenthalt in Delphi bezweifeln und wird zugleich finden, daß sein ganzes Werk, seine Strebensrichtung und seine Fähigkeiten ihn als einen Apollo-Durchdrungenen ausweisen. Wie kein anderer seiner Zeit handhabt er die Musik als Erziehungskraft für die Menschen, ist er eingedrungen in ihre kosmische Gesetzmäßigkeit, sitzt er am Quell des einigenden und heilenden Apoll.

Die Erzählung über das an Myskellos und Archias gegebene Orakel steht in Büchern, die solche alten Überlieferungen nacherzählen. Die Abhandlungen über den Pythagoreismus stehen in anderen Büchern. Halten wir jetzt beides zusammen – was finden wir? Wir finden, daß das gleiche Kennwort, das einst bei der Ursprungssituation im Tempel von Apoll und dann von Myskellos ausgesprochen wurde, nun zum dritten Male durch die Pythagoräer erklingt. *Gesundheit* (= Ygeia) ist auch ihr Losungswort. Sie tragen ein Pentagramm als Abzeichen, in dessen fünf Spitzen je ein Buchstabe dieses Wortes eingeschrieben ist. Sie setzen allen ihren Briefen den Brudergruß voran: Sei gesund![4]

Gesundheit in umfassendem Sinne zu pflegen, das war es, was Pythagoras meinte und wollte und was Kroton suchte und sollte.

Man kann es auch anders herum betrachten: Als die Götter voraussahen, daß die Entwicklung zu einer Kulmination streben würde, wie sie in Leben und Lehre des

Pythagoras gegeben war, da suchten sie sich schon Jahrhunderte vorher einen Menschen, der zur Begründung von Kroton fähig sein und damit die Mission des Pythagoras vorbereiten konnte.

Wie so oft, hat dabei auch der Widersacher sein Recht. Hier bedient er sich der Leidenschaften von Sybaris, um Kroton in seinem Lebensnerv zu treffen und dem Pythagoras genau an jenem Punkte den Boden zu entziehen, auf den es ihm ankam. Pythagoras mußte sich Kroton regelrecht zurückerobern. Das war ein Vorgang über längere Zeit, denn Sybaris gab nicht nach, so daß Kroton auf Anraten des Pythagoras schließlich in den Krieg zog und Sybaris vernichtend schlug.

Und wiederum erhebt sich die Frage: Bei den Hunderten und Aberhunderten von Gründungen, die Delphi dirigierte – wo sind sie denn aufgehoben, die Kennworte und Ursprungsgeheimnisse? In welcher Art kann dieses weitgespannte, wachsame Bewußtsein gedacht werden?

Allgemein bekannt ist, daß die Pythia von Delphi durch Dampf aus einem Erdschlund in ihren erhobenen Zustand versetzt wurde. Es kamen dann noch andere Mittel hinzu: das Kauen von Lorbeerblättern, Vollmondnächte usw. – denn es wurde ja immer schwerer, diesen entrückten Zustand zu erreichen. Der Erddampf, welcher als der überwundene Drache geschildert wird, dessen Kräfte nun *dienen* müssen, reicht für die Erklärung der delphischen Besonderheit allein nicht aus, denn überall, wo wir Orakel finden, bediente man sich elementarischer Kräfte. Die tiburtinischen Sibyllen nutzten die Wasserkräfte, die cumäischen die vulkanisch-terrestrischen usw. Die Besonderheit Delphis muß noch in einem anderen Bereiche liegen. Formulieren wir es so: Man kann aus allen Fakten lesen, daß man sich in Delphi in besonders klarer Weise zur Schau der Akashachronik erheben konnte!

Rudolf Steiner benutzt dieses indische Wort, um damit die Zone des Weltgedächtnisses zu bezeichnen: eine Zone, in die sich alle irdischen Taten und Geschehnisse einprägen, mitsamt den geistigen Intentionen und Tatbeständen, die – oft ganz unerkannt – zugrunde liegen. Sibyllen und Propheten der alten Zeit, die sich zur Schau dieser Weltenchronik zu erheben vermochten, gaben daraus Prophezeiungen bis hin zu den Christusereignissen. Sie sahen, was da vorbereitet wird, weil in den Urbildern die Zielbilder mit einbeschlossen liegen. Sie sahen die Spuren und wußten, welchen Lauf die Weltgeschichte nehmen sollte.

Delphi muß während der griechischen Epoche (oder *bis* zur griechischen Epoche, denn das Orakel war älter) dieser Akashachronik besonders nahe gewesen sein. Die Griechen erzählten: Als Zeus wissen wollte, wo der Mittelpunkt der Welt liege, da ließ er zur gleichen Zeit einen Adler nach Osten fliegen und einen nach Westen; sie trafen sich über Delphi.

Gleichsam als Siegel für die unteren Götter setzte man den Omphalos, den Nabelstein, in Delphi. Auch er besagt: *Hier* ist der Mittelpunkt der Welt!

Wer sich in Delphi zur Schau erheben konnte, der sah den ganzen Umkreis der damaligen Welt, weil er im Zentrum war. Man muß dieses Fliegen der Adler während der griechisch geführten Epoche als einen dauernden Vorgang nehmen: immer kommt die Botschaft von Ost und West, immer kulminiert sie, zentriert sich, tauscht sich aus über Delphi.

Nun herrscht aber gerade an diesem Ort eine ganz besondere Disziplin. Die Pythia erhebt sich nie von sich aus zur Entsiegelung der Akashachronik; sie tut dies nur, wenn sie gefragt wird. Diese Frage ist kein Vorwand, sondern eine *Kraft,* die sich aus Schicksalsverknotungen in Menschenseelen ballte. Sie wird der Pythia zum Schlüssel, die geistige Chronik aufzuschließen, man kann auch sagen, zu einer *Lampe.* Mit ihr vermag die Pythia einen bestimmten Umkreis herauszuleuchten.

Ist die Frage klar und treffend gestellt, so kommt auch die Antwort klar herab. Ist die Frage unsicher und schief, so wird die Antwort entsprechend. Zusammen mit dem Gott wirkt menschliche Schicksalskraft; auch der Gott darf nicht willkürlich walten, sondern muß bestimmte Gesetze beachten.

Das Orakel ist ein Gnadenakt. Es überbrückt für die Menschheit eine Zeit, in welcher das alte, natürliche Hellsehen erlosch, aber das selbständige Denken noch nicht genügend entwickelt war. Die Götter helfen dem Menschen nach Maßgabe der Möglichkeiten; auch sie dürfen wider den Spruch der Moiren nicht verstoßen. Die Reife des Menschen und viele Schicksalsgegebenheiten spielen bei der Orakelfindung eine Rolle. Sie drücken sich unter anderem in der Kraft und Klarheit der Frage aus. Das Orakel ist keine intellektuelle Idee, sondern Praxis; alle Faktoren haben echten «praktischen» Wert, und die Auswirkung des Orakels durchformt die irdische Wirklichkeit, wobei dem Menschen selbst und seiner ganzen karmischen Beschaffenheit Rechnung getragen werden muß.

Es ist also nicht so, daß die Priester und Pythonissen in Delphi mit Riesenköpfen herumliefen, in denen alle Orakelsprüche der voraufgehenden Jahrhunderte gespeichert, registriert und nachschlagbar gewesen wären, sondern die Kontinuität, die Erinnerung und weitgespannte Umsicht des Orakels liegt im *Weltgedächtnis,* in der geistigen Chronik begründet, zu welchem man sich hier am «Mittelpunkt der Welt» mit besonderer Zuverlässigkeit erheben konnte.[5]

Wenn man in späterer Zeit von den «sibyllinischen Büchern» sprach und die Sibyllen mit Büchern oder Schriftrollen darzustellen pflegte, so ist dies noch der äußere Ausdruck für die «Chronik», in welcher ursprünglich die Sibyllen zu lesen vermochten.

Für unseren heutigen Verstand nimmt sich die Art der Orakelgebung oft geradezu grotesk aus. Machen sich Apoll und die Pythia lustig über die Menschen? Der Gott weiß doch, was sie wollen! Auch wenn sie ihre Fragen ungeschickt ausdrücken, könnte er ihnen nicht eine klare Antwort geben? Statt dessen läßt er sie mit Antworten über Länder und Meere nach Hause ziehen, von denen sie schließlich merken, daß sie sie gar nicht verstanden haben und noch einmal wiederkommen müssen.

So schickt einmal eine Insel, die von einer Seuche heimgesucht ist, eine Gesandtschaft nach Delphi. Der Gott nennt ein Land, in dem kolonisiert werden solle; dann würde die Krankheit weichen. Die Männer reisen mit der Antwort ab, obgleich sie keine Ahnung haben, wo das betreffende Land liegt. Auch in ihrer Heimat hat noch niemand diesen Namen gehört. Mit viel Aufwand an Zeit und Mitteln machen sie schließlich einen Kaufmann ausfindig, der ihre Kolonisatoren dorthin führt; sie lassen sich aber nur auf einer Insel vor der Küste nieder. Auf ihrer Heimatinsel weicht die Krankheit nicht. Sie rüsten wieder eine Gesandtschaft nach Delphi aus, welche der Pythia klagt: Wir haben doch nun kolonisiert, aber die Seuche ist noch immer nicht gewichen! Spöttisch erwidert die Pythia: Wenn ihr besser wißt als ich, wo das Land liegt, dann kann ich euch nicht helfen. – Dann endlich kommt die Gesandtschaft zur genauen Frage nach dem Wo und Wie. Die neue Kolonisation glückt und die Krankheit erlischt.

An Umständlichkeit läßt diese hier kurz umrissene Geschichte nichts zu wünschen übrig. Aber gerade das macht auf Wesentliches aufmerksam. Delphi war kein Informationsbüro, wo sich die Fragenden mit einem Notizblock über den Tisch lehnten und so lange Rückfragen hielten, als ihnen nötig schien. Der Vorgang war eine Berührung der Menschenseele mit der göttlichen Weisheit, er erschütterte die Fragenden, und unter der metaphysischen Gewalt des Augenblickes waren die wenigsten imstande, sogleich eine neue, weiterführende Frage zu finden. Die Fähigkeit des Denkens bildete sich erst aus, seine Wachheitskraft mußte erst errungen werden. Wir haben heute ein Sprichwort, das uns sehr deutlich aus der Orakelhandhabung entgegenspringt. Es klingt heute simpel und bezeichnet doch eine ur-pädagogische Situation: «Was man nicht im Kopf hat, muß man in den Beinen haben.» Wer nicht im richtigen Augenblick seine Gedanken in Bewegung setzen kann, muß dafür seine Glieder regen und unter viel Aufwand von Zeit und Kraft das Versäumte nachholen. Bei diesem Sprichwort tritt einem der Zusammenhang zwischen Gliederregsamkeit und Gedankenregsamkeit deutlich vor Augen, und man begreift, warum der Grieche, der *denken* lernen sollte, auf dem Umweg über die Gliederbewegung erzogen werden konnte.

Apoll benutzt in Delphi durch die Pythonissen eine *alte* Seelenkraft, um die Griechen in die *Zukunft* zu führen. Das klingt paradox, aber Erzieher sind ja immer älter als ihre Zöglinge; es kommt auf die *Richtung* an, in welcher erzogen wird.

Das Orakel untergrub durch die Handhabung seiner Fähigkeiten die eigenen Existenzbedingungen. Nur dadurch war es legitim! Es durfte nicht etwas für sich sein, sondern ein Instrument in der Hand der Götter, das weggelegt werden kann, wenn seine Zeit vorüber ist. So bildete es berechtigterweise eine Brücke über jene Zwischenzeit, die mythische und gedankenhelle Geschichte miteinander verbindet. Man versteht dies gut, wenn man an die Schlange in Goethes Märchen denkt, die ihr Eigenwesen opfert und sich zu einer Brücke verwandelt, um «mich aufzuopfern, ehe ich aufgeopfert werde».[6]

DIE FRAU, DIE DAS BROT BUK – KROISOS UND DIE GOLDSTATUE

Wenn einem das oft ungewöhnlich selbständige Verhalten des Königs Kroisos vor Augen tritt und andererseits seine Götterverehrung, die über das auch damals gewohnte Maß weit hinausging – besonders seine intensive Bindung an die griechischen Apoll von Delphi –, so mag einem die Frage nach dem Einweihungsproblem in diesem Herrscherleben auftauchen. Sie stellt sich sozusagen von selbst, sobald man auf die Geschichte von der Goldstatue aufmerksam wird, die Kroisos nach Delphi geweiht hatte.

Vorausgeschickt sei noch, daß es uns heute naheliegen kann, sich mit Sardes, seinen Königen und seinem historischen Schicksal zu beschäftigen, ist doch Sardes im Sinne der apokalyptischen Sendschreiben nach Rudolf Steiner der Repräsentant der fünften Kulturepoche und damit derjenigen, in welcher wir uns heute befinden.

Unter den Weihegeschenken, die Kroisos zum Orakelthron Apolls in Delphi sandte und die, wie ausdrücklich erwähnt wird, seine *persönlichen* Gaben waren und nicht aus Kriegsbeute stammten, befand sich auch eine Frauenstatue aus Gold. Sie war «drei Ellen hoch», das ist etwa Lebensgröße. Nirgendwo fand sich ein Name eingraviert. Herodot, der im fünften Jahrhundert vor Christus, also etwa hundert Jahre nach Kroisos im gleichen Kleinasien lebte, berichtet: «In Delphi sagt man, es stelle die Frau dar, die dem Kroisos das Brot buk.»

Was heißt dieser seltsame Satz? Warum soll Kroisos das Bild einer Bäckermeisterin aus purem Golde fertigen lassen, um es zusammen mit den Geschmeiden seiner Gattin und anderen Kostbarkeiten dem Apoll zu weihen?

Fünfhundert Jahre später erzählt Plutarch (geb. ca. fünfundvierzig n. Chr.) innerhalb seiner Gespräche, welche er verschiedene Personen in Delphi führen läßt, eine Geschichte, die diese Goldstatue erklären soll. Es habe die Stiefmutter des Kroisos dem König nach dem Leben getrachtet und der Palastbäckerin aufgetragen, Gift ins Brot für Kroisos zu backen. Diese folgte dem Befehl aber nicht; aus Dankbarkeit stiftete der König ihr dieses Bildnis. – Unverständlich ist dabei, warum der *Name* der Frau, die geehrt werden sollte, vollkommen unbekannt blieb. Denn gerade darin lag ja in der Antike der Sinn der Ehrungen, daß der *Ruhm des Namens* länger währen sollte als das Leben seines sterblichen Trägers.

Heutige Übersetzer und Erläuterer sowohl des Herodot wie des Plutarch haben ihre eigenen Vermutungen. Die Bezeichnung der Frau, die das Brot buk, oder – wie man jetzt meist kurzerhand übersetzt – der «Bäckerin» ist «wahrscheinlich nur der Witz eines Spaßvogels nach einer Gebärde dieser Statue. Später hat man dann die rührsame Geschichte hinzuerfunden, die Plutarch erzählt».[7]

Oder: «Die vergoldete Statue stellt offenbar eine kleinasiatische oder lydische Gottheit dar, die vielleicht ein unverständliches Attribut in der Hand hielt, das der Volkswitz als Kuchen oder Brot deutete.»[8]

Wir haben jetzt drei Versionen:

1. eine unbekannte Göttin mit einem unbekannten Attribut in der Hand;
2. eine einfache Bäckerin, die dem König das Leben rettete;
3. eine auch den Delphern gänzlich unbekannte Frau, deren Gebärde ihr diesen Namen als Witz einbrachte.

In allen drei Fällen bleibt offen, wie die Göttin oder die Frau nun wirklich hieß beziehungsweise warum sie *nicht* hieß.

Nun könnte uns die Bezeichnung «Frau, die das Brot buk» auf eine Spur führen, die von den Interpreten dieser Herodot-Plutarch-Stelle bisher noch nicht ins Auge gefaßt wurde.

Steigt nicht bei dieser Bezeichnung eine der größten und ältesten Sagen der Welt in unserer Erinnerung auf? Aus ihr kennen wir auch die Frau, die Brote bäckt. Mitten in einer mit Namen belegten Welt bleibt sie selbst namenlos und spielt doch eine ungeheuer wichtige Rolle. Das *Gilgamesch*-Epos erzählt von der Suche des Helden nach dem Reiche der Unsterblichkeit. Er kommt jenseits der großen Wasser zu Utnapischtim und seinem Weibe. Diese beiden hatten die große Flut überstanden und waren unsterblich geworden. Gilgamesch fragt, wie er Gleiches erlangen könne, denn der Tod seines Freundes Eabani hatte ihn hart mit der Vergänglichkeit konfrontiert. «Wache sechs Tage und sieben Nächte», sagt Utnapischtim; aber Gilgamesch, «der Starke, der das Leben begehrte», vermag dies nicht. Er schläft ein. Aus Mitleid bäckt die Frau des Utnapischtim für jede Nacht, die er verschläft, ein Brot und vermerkt jeden Tag an der Wand seines Schiffes.

Rudolf Steiner hat zu diesem rätselhaften Teil des Epos die Erklärung gegeben: Gilgamesch konnte die strengen Bedingungen der Einweihung nicht erfüllen. Er unterwarf sich nur dem «Surrogat einer solchen Prüfung». Es bestand darin, daß ihm gewisse Substanzen zubereitet wurden, die er in sich aufnahm und «durch die er in der Tat eine gewisse Erleuchtung bekam».[9]

Wir wissen heute nur zu gut, daß sich aus der natürlichen Welt Mittel gewinnen lassen, die im Kerker des irdischen Leibes plötzliche Pforten aufreißen. Eine Welt flutender Bilder strömt dann ein: Rausch, Ekstase und Halluzination lassen die Seele ihre Leibgebundenheit vergessen. Andere Mittel wieder steigern die Wachheit des intellektuellen, gehirngebundenen Denkens. Es kann uns also nicht absurd erscheinen zu hören, daß es auch in der Vergangenheit möglich war, für kurze Zeit gewisse Fähigkeiten zu steigern oder zu ergänzen. Heute sind zahllose solcher Mittel öffentlich und jedermann zugänglich, wobei der Verbraucher nur selten alle Wirkungen der Drogen kennt. Er verläßt sich auf Erklärungen und Reklame, von Persönlichkeiten formuliert, die ihm selbst unbekannt bleiben und die an seiner Förderung kein persönliches Interesse haben. Zwischen den «Wissenden» und dem «Verbraucher» liegt die Sphäre der Anonymität.

Anders in Zeiten, wo Mysterienpriester sich verpflichtet hielten, solches Wissen mit größter Verantwortung zu hüten! Was heute profan geworden ist, war damals geheim. Im Falle des Gilgamesch entschloß sich eine Priesterschaft, an deren Spitze der «Utnapischtim» Genannte stand, einen Einweihungsvorgang durch zubereitete Mittel zu unterstützen. «Backe Brote für ihn», sagt Utnapischtim zu seiner Frau. Er erkennt in Gilgamesch den ernsten Geistsucher, zu dessen menschlicher Reife er Vertrauen faßt. Es ging dabei nicht um die Erzeugung unverbindlicher Halluzinationen, wie sie eine unvorbereitete Seele chaotisch überstürzen, sondern es galt, einer starken Seele zur Lockerung aus dem Leibe zu verhelfen, um ihr das klare Höhenerlebnis der Geistregionen zu vermitteln.

Das Unternehmen blieb ein Wagnis, denn eine nur teilweise bestandene Prüfung ist nicht einer vollwertigen gleich. Das zeigt sich auch im Gilgamesch-Epos. Hätte der König von Uruk die Kraft besessen, in geistigen Übungen sieben Nächte schlaflos zu verbringen, so wäre er sicher auch Herr über den Zorn geworden, der ihn auf seinem Rückweg überfiel und ihn um das Ergebnis der Einweihung brachte. Denn nach Rudolf Steiner ist die Schlange, die ihm das Kraut der Unsterblichkeit raubt, eine wilde Zornesaufwallung. Sie packt ihn, als er schlechte Nachrichten aus seiner Heimat erfährt. «Durch diese Zornaufwallung wurde fast vollständig die Erleuchtung verdunkelt, so daß er ohne diese ankam.»[10] Als Gilgamesch sich um die Früchte seiner Einweihungsbemühung betrogen sieht, setzt er sich nieder und weint bitterlich. Nur ein Rest bleibt in ihm lebendig. Er hat eben doch erfahren, *was* erreichbar ist, und weiß, daß es die Welt der Unsterblichen gibt.

Die Möglichkeit, zu voller Einweihung im Sinne des Utnapischtim zu gelangen, verringerte sich im Laufe der Entwicklung immer mehr, vor allem gerade bei solchen Persönlichkeiten, die nicht ein zurückgezogenes Priesterleben führen konnten, sondern als irdische Herrscher sich tatenkräftig darlebten. Es mußte aber gerade bei ihnen – deren Handlungen so weitreichende Wirkungen hatten – von Bedeutung sein, wenn sie die Gewißheit einer göttlichen Welt durch eigenes Erlebnis erlangen konnten. Im Epos von Gilgamesch wird die Einweihungshilfe, das Zubereiten entsprechender Substanzen, die wenigstens zu einer *Teil*einweihung, einer Erleuchtung führen, geschildert im Bilde der Frau, die Brote bäckt.

Kehren wir nun zu Kroisos zurück.

Auf seinen siegreichen Feldzügen sind ihm in vielen Ländern Tempel und Priesterschaften untertan geworden, überall hatte er sich mit Kultgebräuchen und Göttersitten der verschiedensten Herkunft auseinanderzusetzen. Nie rührte er das Eigentum von Göttern an, sondern vermehrte es noch. Doch seine verehrende Seelenstimmung hat ihn andererseits nicht gehindert, die größten Orakel seiner Zeit durch eine einmalige List unerschrocken auf ihre Echtheit zu prüfen. Ist er wirklich nur ein Profaner gewesen?

Als Kroisos den Apollon von Delphi zuverlässig und hervorragend unter allen Göttern erfunden hatte, wollte er sich und seine Familie an diesen Gott knüpfen. Deshalb sandte er Weihegeschenke von so persönlicher Art wie den Schmuck und die Gürtel seiner Gemahlin. Dazu das goldene Bildnis der «Frau, die dem Kroisos das Brot buk».

Herodot gibt zu dieser Bezeichnung keine Erklärung, Plutarch erzählt eine angeblich rührsame Geschichte. Aber auch diese Geschichte erinnert uns an etwas. Sie arbeitet mit einem Element, das in alten Sagen und Märchen häufig und prägnant auftritt: der bösen Stiefmutter! In «Schneewittchen», in «Aschenbrödel» und vielen anderen Märchen erleben wir ihr verhängnisvolles Wirken. Hat sich aber die entsprechende Menschenseele von dieser Tyrannei befreit, so kommt sie zur Erfahrung ihrer «edlen Abstammung», wird sie Prinzessin oder Königin, was die Stiefmutter verhindern wollte.

Genau dasselbe erzählt Plutarch in Anknüpfung an die Goldstatue – erzählt von einer bösen Stiefmutter, die den Kroisos verhindern will, König zu werden, und die ihm schließlich nach dem Leben trachtet. Ihre Gegenspielerin ist «die Frau, die das Brot bäckt»; sie gibt dem Kroisos das *gute* Brot, nicht das vergiftete.

Schaut man dieserart auf die rätselhafte Statue, so steht Plutarchs Erzählung in keinem Widerspruch zu dem, was wir aus dem Gilgamesch-Epos als Erklärung gewinnen könnten. Plutarch transponierte nur das Geschehen in märchenhafter Weise auf eine volkstümliche Ebene, und dies so sicher, daß man den Unwissenden einen Mysterienvorgang kaum besser darstellen konnte. Er zeigt, wie des Kroisos Seele sich der Gewaltherrschaft einer Macht entwindet, die als Stiefmutter bezeichnet wird. Mit Hilfe der «Frau, die das Brot bäckt», erhebt er sich zu den Höhen des wahrhaft *mütterlichen* Weltengrundes, wo er, in sich selbst erstarkend, «Herrscher» wird und den Täuschungen der stiefmütterlichen Sphäre nicht mehr unterliegt.

Daß Kroisos eine solche Statue gerade in Delphi aufstellte, läßt vermuten, sein «Prüfen der Götter», sein Suchen nach dem Orakel der Wahrheit, sein Erkennen des Apoll als gerechtem Träger der Zukunft sei ebenso ein innerer Strebensweg gewesen wie bei Gilgamesch die lange Suche nach den Ufern der Unsterblichkeit.

Wie sehr das Vokabular der alten Legendensprache ernst genommen werden kann, weil es *Urbildliches* ausdrückt, läßt sich gerade an dem Thema der «bösen Stiefmutter» aufschlußreich verfolgen.

So wurde im Mittelalter eine Legende aufgeschrieben, die ihr Geschehen in die römische Zeit verlegt. Auch hier finden wir die gleiche Grundvokabel: ein Königssohn, den die Stiefmutter verderben will, um ihn nicht zur Herrschaft kommen zu lassen. Rudolf Steiner sagt in bezug auf diese Legende, daß solche Erzählungen von den Menschen früher angehört wurden, ohne das Verlangen nach Erklärungen auszulösen. Man gab sich der rein künstlerischen Wirkung hin und ließ sie an der Seele arbeiten. «Wir in unserer Zeit aber sind verurteilt, eine Erklärung dafür zu geben.» Er gibt diese Erklärung – «wie nahe liegt sie!» – indem er ausführt, daß die echte Mutter des Königssohnes, die aber gestorben ist, Repräsentantin der alten hellseherischen Seelenkräfte war. Die zweite Frau, die Stiefmutter, kann «nun kein göttliches Bewußtsein mehr entwickeln».[11]

Ein Zeichen für die Echtheit dieses Legendensprachgebrauches ist die Verwandlung, die im Mittelalter mit dem Thema vor sich ging. Es gibt jetzt keine Frau mehr, die das Brot bäckt, denn nicht durch helfende weibliche Kräfte, die ihn zum alten Grund des Hellsehens in der Einweihung zurückführen, kann dem mittelalterlichen Menschen Beistand geleistet werden. Jetzt treten vielmehr die «sieben weisen Meister» auf – Repräsentanten der sieben freien Künste. Sie lehren und bilden das menschliche Ich. Durch sie und ihre Fähigkeiten wird der Königssohn, der ihr Schüler ist, gerettet. «Er muß zuletzt befreit werden durch die Kräfte, die er sich bei den sieben weisen Meistern erworben hat.»[12]

Wenn wir alle Fakten zusammennehmen, so bestätigt sich der Eindruck, es habe sich bei dem Bildnis in Delphi um etwas *Besonderes* gehandelt. Eine lebensgroße Statue aus purem Gold wird auch unter den Geschenken des Kroisos nichts Übliches gewesen sein, sonst wäre sie nicht von der Überlieferung hervorgehoben worden. Und konnte man eine ganze Statue schaffen, so hätte man – wie es dem Brauch entsprach – auch eine Inschrift mit Namen auf Sockel oder Gewand anbringen können. In Delphi gab man für die Statue eine Erklärung, als wisse man, um wen es sich handle, doch wiederum ohne Nennung eines Namens, nur: es ist die Frau, die dem Kroisos das Brot buk.

Die Erzähltechnik, bestimmte Personen namenlos zu lassen, ist ein alter Gebrauch, wenn Mysterieninhalte in eine öffentliche Erzählung übergehen. Wo eine Gestalt nur als «die Frau», «die Gattin» oder «die Mutter» umschrieben wird, weiß und empfindet der Zuhörer, daß sie ein höheres, allgemeineres Prinzip repräsentiert und daß er die eigentliche Tiefe der Erzählung so lange nicht kennt, als ihm der geheime Name unbekannt bleibt. Auch die «Frau des Utnapischtim» ist nicht «Frau Utnapischtim» im Sinne heutiger Gepflogenheit. Ihr eigentliches Wesen wird verschwiegen, wenn ihr nicht ein Eigenname mitgegeben wird.

Gerade in Kleinasien hat sich dieser Kunstgriff lange erhalten; so lange, daß noch Johannes, der Apostel Kleinasiens, daran anknüpfen konnte, als er zu Ephesos sein Evangelium schrieb. Indem er darin niemals den Namen Maria ausspricht, sondern immer nur die Bezeichnung verwendet: «Mutter des Herrn», weist er, wie Rudolf Steiner ausführt, auf den dahinterliegenden *esoterischen* Namen hin – auf den Namen «Sophia».

Die Spur, der wir in der vorhergehenden Betrachtung gefolgt sind, weist zwei vertrauenerweckende Merkmale auf.

Sie enthüllt uns einmal einen tiefen Sinn und deutet auf größere Zusammenhänge in bezug auf das Bildnis, auf seine Namenlosigkeit und auf den ihm mitgegebenen charakterisierenden Satz – und sie erlaubt uns darüber hinaus, dies alles bruchlos mit der Erklärung des Plutarch zusammenzuschließen, die wir nun nicht mehr als spätere rührselige Erfindung beiseite zu schieben brauchen. Seine «Stiefmutter» ebenso wie die «Bäckerin» enthüllen sich als Vokabeln alter Einweihungssprache.

«Die Frau, die das Brot bäckt», hilft der Menschenseele, ihre hellseherische Verbindung mit der göttlichen Welt im Vorgang der Einweihung wiederherzustellen – die «Stiefmutter» aber wirkt dem entgegen; sie ist jenes weltlich-irdische Prinzip, das «kein göttliches Bewußtsein mehr entwickeln» kann und das bestrebt ist, der Menschenseele Gift ins Lebensbrot zu backen.

VII.
Ephesos

EPHESISCHE PRIESTERINNEN

«Unsere Fingerbewegungen sind in hohem Maße Lehrer der Elastizität unseres Denkens.»[1] (Rudolf Steiner)

Nur ganz wenige Zeugnisse verschaffen uns eine Ahnung davon, wie Priesterinnen und Priester in Ephesus, an Kleinasiens berühmtester Mysterienstätte, ausgesehen haben, was für Kleidung sie trugen und welchen kultischen Dienst sie versahen. Einige Elfenbeinstatuetten führen in die Zeit um sechshundert v. Chr. Noch werden rund einhundert Jahre vergehen, bis Heraklit (ca. 540–480) in Ephesus auftritt, womit der ephesische Beitrag zur Entwicklung der Philosophie offenkundig wird.

Betrachten wir drei dieser Statuetten! Die erste, eine junge Priesterin, hält Opferkanne und Schale in ihren Händen. Reich, schwer und wohlgeordnet fallen ihre Haare auf ein duftiges Chitongewand herab. Auf dem Haupt ist ihre Frisur durch einen schlichten Mittelscheitel geteilt. Von diesem Scheitel steigt ein Dorn oder Strahl empor, so hoch, daß er an Länge die ganze Gestalt übertrifft. Auf seiner äußersten Spitze sitzt ein Habicht.

Wir mögen uns dabei an Goethes Märchen erinnern, worin ein Habicht über der «zur glücklichen Stunde» versammelten Gruppe erscheint. Am Abend leuchtet seine Brust von den letzten Strahlen der Sonne und die Schlange erblickt ihn freudig als glückliches Zeichen, am Morgen leuchtet er im Frühlicht, während unten noch alles schlafend im Dunkel ruht. Der Alte mit der Lampe sagt zu ihm: «Fasse den Spiegel und mit dem ersten Sonnenstrahl beleuchte die Schläferinnen und wecke sie mit zurückgeworfenem Lichte aus der Höhe!»[2]

Dieses Wort mag auch das Geheimnis der ephesischen Priesterin umschreiben, die außer ihrem irdischen Bewußtsein noch zu einem hoch über ihr schwebenden «Habichtsbewußtsein» Verbindung hat und von ihm die Geheimnisse der Höhe erfährt.

Eine andere, ältere Priesterin hält zwei Habichte auf ihren Händen, als wolle sie Schauenden die Vögel mit einer bestimmten Absicht zeigen. Ihre Frisur ist ungescheitelt, aber wieder fallen die Haare schwer auf den Rücken herab. Da die Frisur ein markanter Teil der Priestertracht ist, haben wir es offensichtlich mit Priesterinnen ganz verschiedener Ränge und Kultgebiete zu tun.

Eine dritte Figur unterscheidet sich auffallend in Kleidung und Haartracht von den anderen. Sie wird von einem eng anliegenden Kleide bis zu den Handgelenken und bis zum Boden herab umschlossen, dafür tritt hier gerade die Hals- und Nackenpartie mit freier Klarheit und in stolzer, aufrechter Haltung hervor. Die Haarfülle des Hauptes mag

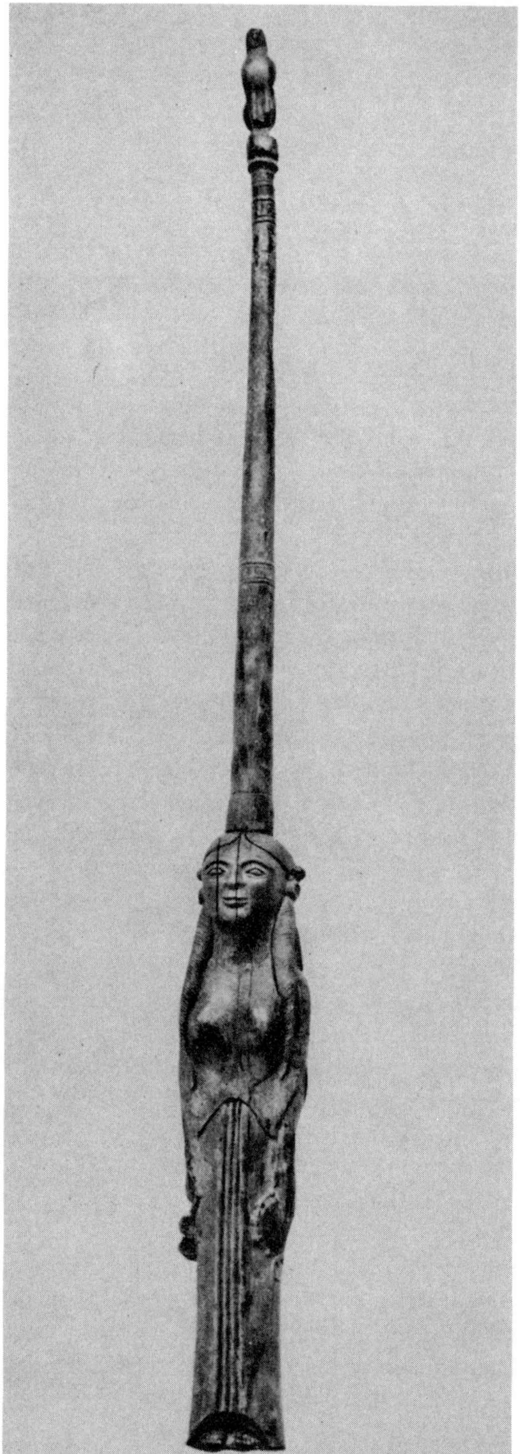

Priesterin mit dem Habicht hoch oben
Elfenbeinstatuette aus Ephesos
um 570 v. Chr., Istanbul, Museum

nach oben unter die große Haube geschlagen sein, die – ähnlich einer hethitischen Königskrone des achten Jahrhunderts – durch drei Perlen- oder Edelsteinschnüre verziert wird. Nur zwei Haarlocken ragen widderhornartig geformt heraus und betonen zusammen mit einer Schmuckrosette die Ohren. Diese königlich-gewichtige Hauptespartie wird nach unten durch eine auffallend dicke Halskette abgegrenzt. Im Gegensatz zu dieser Betonung der Kopfregion ist die Fußpartie überhaupt nicht ausgearbeitet, die Figur endet säulenartig. Zur Charakteristik gehört noch, daß das ins Kleid eingeritzte Dekor ein geometrisches Rechteckmuster ist.

Während die Priesterin mit dem «Habichtsbewußtsein» schmale Augen und einen träumenden, ganz vom Irdischen zurückgenommenen Ausdruck hat, bricht uns hier ein ernster Blick aus großen, weit geöffneten Augen entgegen.

Haltung, Ausdruck und Bekleidung sprechen von der Hoheit einer Eingeweihten, die nicht nur eine hingegebene, sondern eine führende und lehrende Persönlichkeit war. Welche Attribute kennzeichnen sie? – Nichts als *Rocken* und *Spindel.* Sie ist «nur» eine Spinnerin! Der Faden läuft zwischen Daumen und Zeigefinger der rechten Hand hindurch, die Spindel hängt herab. Sie ist tätig wie eine antike Hausfrau.

Der Ratlosigkeit, hier einen Einklang zu finden, kommt zunächst die Einsicht zuhilfe, daß ja die alten Mysterienstätten nicht nur im Verborgenen gewaltet haben, sondern gerade auch als Lehrer der sogenannten Profan-Beschäftigungen wirkten. Vom Ackerbau bis zur Kunstfertigkeit wurde ursprünglich alles von ihnen inauguriert, denn nur in ihren Zusammenhängen wußte man, wie und wann die verschiedenen Tätigkeiten an die Menschen herangebracht werden sollten.

Wäre also, so kann man fragen, in dieser Priesterin eine Lehrmeisterin zu sehen, die das *Spinnen* aktuell machte und jene jungen Mädchen unterrichtete, die einige Jahre Dienst im Artemis-Tempel verrichteten? – Noch will der Gedanke nicht recht befriedigen. Mag spinnen auch nützlich sein – muß deshalb gerade die kronengeschmückte Priesterin darin unterweisen?

Da meldet sich wiederum ein Kapitel griechischer Mythologie! Einen *Faden* dreht die ephesische Priesterin, und einen Fadenknäuel gab Ariadne dem Theseus, als er auf Kreta den Minotauros erschlug. Nur durch den Faden kam er im Labyrinth zurecht. Dieser Faden im Labyrinth ist Ausdruck der Kontinuität des logischen Denkens, das sich des komplizierten Gehirnlabyrinths bedienen muß, so führt Rudolf Steiner zu diesem Mythos aus. Die Königstochter Ariadne, welche die Jugend Kretas in den Labyrinthtänzen unterrichtete, war eine frühe Eingeweihte der logischen Denkentwicklung. Noch heute sagen wir: «Verliere den Faden nicht», wenn jemand von seinem Gedankengang abschweift.

Der Faden als mythisches Bild des Denkens! Aber nicht nur als *Bild.* Rudolf Steiner läßt in der von ihm begründeten Pädagogik die Buben genau wie die Mädchen häkeln und stricken. Diese pädagogische Maßnahme geht weit über jeden Nützlichkeitsaspekt hinaus. Rudolf Steiner betont, «daß man wissen soll als Lehrer, was es für eine Bedeu-

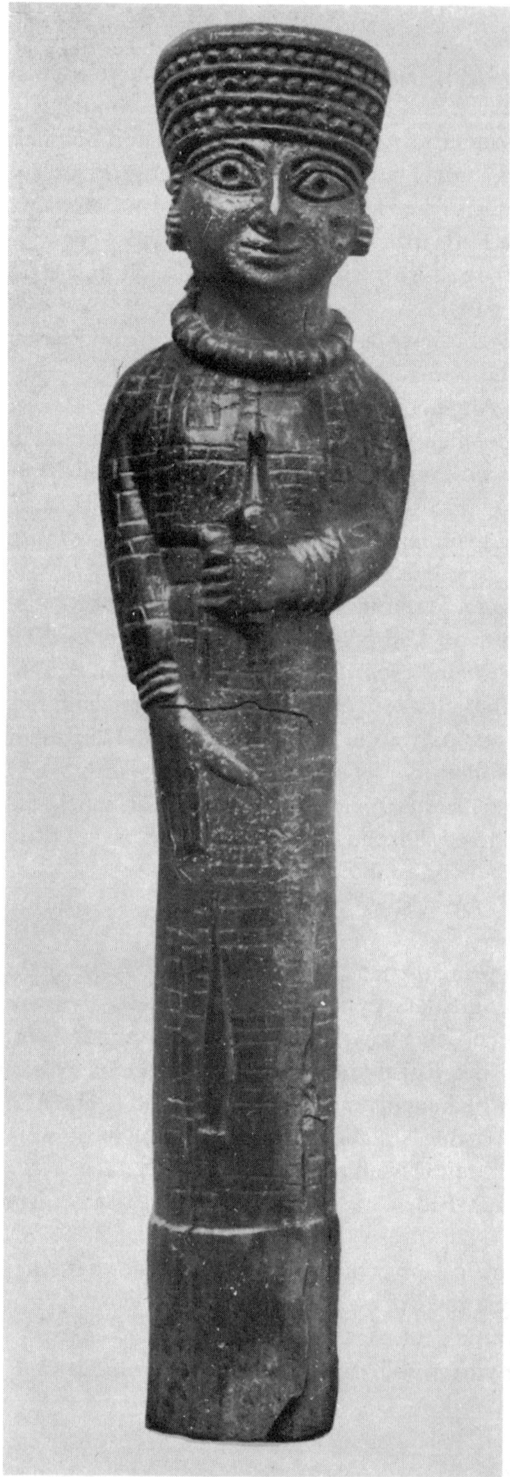

Priesterin mit der Spindel
Elfenbeinstatuette aus Ephesos
Ende 7. Jh. v. Chr., Istanbul, Museum

tung hat, wenn ich geschickt die Finger zu bewegen verstehe – wenn ich unter Umständen sogar ordentlich den Mittelfinger über den Zeigefinger zu geben vermag und so weiter – was das für einen großen Unterschied macht für das Denken. Unsere Fingerbewegungen sind in einem hohen Maße Lehrer der Elastizität unseres Denkens».[3]

«Jemand, der ganz ungeschickte Hände hat . . ., der wird auch kein sehr feinsinniger Denker sein. Er wird in einer gewissen Weise mehr nach groben Gedankenmaschen suchen, als nach feinen Gedankengliedern. Er wird, wenn er grobklotzige Hände hat, viel eher sich für den Materialismus eignen als wenn er geschickte Handbewegungen hat. Das hat nichts zu tun mit der abstrakten Weltanschauung, sondern es hat zu tun mit dem wirklichen Hinneigen zu einer spirituellen Weltanschauung, die immer den Anspruch erhebt, daß man sie in feinmaschigen Gedanken erfaßt.»[4]

Die ephesische Priesterin lehrt die Menschen, aus vielen Fasern sorgfältig einen Faden zusammenzudrehen, der gleichmäßig sein muß und nicht reißen darf. Wenn solche Übungen die Elastizität des Denkens fördern, dann ist begreiflich, daß sie von einem bestimmten Zeitpunkt der Menschheitsentwicklung an bewußt gepflegt werden mußten. Heute spinnen wir den Faden nicht mehr, wir übernehmen ihn fertig, aber im Häkeln und Stricken üben wir die «Feinmaschigkeit» noch – wenigstens in der Kindheit, wenigstens eine Zeitlang haben es viele von uns gelernt. Verglichen auch nur mit dem vorigen Jahrhundert, ist es freilich eine sehr rudimentäre Randbeschäftigung geworden, seitdem *Maschinen* es übernommen haben, solche Gewebe anzufertigen. Die durch Fingerbemühung heranerzogene Denkelastizität schuf auch diese Maschinen, welche uns jetzt solcher Tätigkeit entheben. Man könnte an diesem Vorgang ablesen, daß ein Prozeß sich zu Ende gelaufen, ein Weg sich gerundet hat, daß wir *diese* Elastizität im allgemeinen nun besitzen und als Erwachsene die Fähigkeit des Denkens auf höhere Stufen konzentrieren sollten.

Unsere Priesterin steht noch nahe am *Beginn* des Bogens, der vom griechischen Mythos bis zu unserer abendländischen Märchenweisheit das Geheimnis «vom Faden» bewahrt. Eines unserer beliebtesten und bedeutendsten Märchen ist eine Spindelgeschichte: «Dornröschen». An ihrem fünfzehnten Geburtstag steigt die Königstochter ins höchste Stübchen im Turm. Sie will spinnen lernen. Der richtige Ort dafür ist das «Oberstübchen».

ATHENE ALS SPINNERIN UND WEBERIN

Von der Priesterin mit der Spindel führt uns antike Überlieferung weiter zu einer *Göttin.* Pausanias beschreibt, er habe in Erythräa ein Standbild gesehen, darstellend Athene, welche in jeder Hand eine Spindel halte. Athene, die blitzende Intelligenz-Göttin, die gepanzert und behelmt dem Haupte des Zeus entsprang, die kriegerische Jungfrau mit Schild und Speer – wer will sie sich hinter dem Spinnrad denken? Sie ist alles andere als der Inbegriff hausfraulicher Tugenden.

Und doch ist dieselbe Göttin für die Griechen tatsächlich die Inspiratorin und Schützerin der weiblichen Handfertigkeiten – also hauptsächlich des Spinnens und Webens – gewesen. In ihrem Wesen und an ihrer Gestalt erlebten die Griechen nach Art ihres damaligen bildhaften Bewußtseins, was Rudolf Steiner in moderner Gedankenform ausgesprochen hat – den Zusammenhang zwischen Handfertigkeit und Denkfähigkeit. Athene entsprang ja dem Haupte des höchsten olympischen Gottes – sollte sie da nicht spinnen können?

Sie, die am «listigen» Odysseus ihre Freude hat, treibt die logische Denkentwicklung voran.

Wie streng Athene in diesem Sinne waltet, erzählt die Geschichte von der Jungfrau Arachne.

Arachne war als Weberin so kunstfertig, daß sie weit und breit keine Rivalin kannte und – übermütig geworden – die Göttin selbst zum Kampfe forderte, die ihr zuvor in der Gestalt einer alten Frau eine Warnung gegeben hatte.

Athene stellte sich ihr zum Wettstreit, und beide fertigten herrliche von Bildern und Farbenwellen durchzogene Stoffe an. An Arachnes Arbeit konnte die Göttin nichts aussetzen, dennoch nannte sie die Jungfrau eine Frevlerin und strafte sie.

Man könnte fragen: Warum und mit welchem Recht straft Athene? Nur weil eine Sterbliche ihr an Geschick so nahe gekommen ist? Aber ist das nicht gerade das Ziel der göttlichen Inspiratorin, sollte sie sich nicht viel eher dieser Schülerin freuen?

Vertieft man sich in den Vorgang, so sieht man freilich: Arachne sondert aus dem Wesen und den Impulsen der Göttin etwas ab und macht es zu einer Größe für sich, mit der sie sich brüstet. Sie beleidigt die Göttin, indem sie den großen Zusammenhang negiert, der sich in der spinnenden und webenden und zugleich glänzend behelmten Athene darstellt. Sie will nichts davon wissen, daß Fingergeschicklichkeit eine höhere Schwester hat, die umgewandelt als «Elastizität des Denkens» in Erscheinung tritt.

Gibt uns die Bildsprache des Mythos Auskunft über den Grund der göttlichen Strafe?

Die Mythe sagt, Athene habe am Ende des Wettstreits voll Zorn ihr Weberschiffchen gehoben und Arachne damit drei-, viermal *hart an die Stirn* geschlagen! Davon erschüttert, legt sich die Jungfrau eine Schlinge um den Hals und erhängt sich. Das heißt, sie schnürt Körper und Gliedmaßen vom Haupte ab, was ihrer inneren Haltung entspricht.

Athene rettet Arachne, aber sie *reduziert* sie zugleich auf die Kräfte, mit denen sie geprahlt hat. Sie macht an ihr sichtbar, wohin die Einseitigkeit führt. Arachne verliert ihren Anspruch auf menschliche Entwicklung. Die Göttin besprengt sie mit einem Zaubersaft, «und sofort, wie das traurige Gift sie berührte, schwinden die Haare hinweg und die Nase zugleich und die Ohren. Klein einschrumpft das Haupt, und klein wird alles am Körper; schmächtige Finger bekommt an der Stelle der Beine die Seite; sonst ist alles nur Bauch. Aus dem noch sendet sie immer Fäden und fügt mit Fleiß als Spinne die alten Gewebe.»[5]

Ihre Fähigkeiten sinken ins Tierische hinab; Arachne wird zur Spinne, «klein einschrumpft das Haupt» ...

Überraschend beleuchtet der alte Mythos mit seiner drastischen, aber so wahren Bildsprache unser Thema.

EPHESOS – SEIN TEMPEL UND SEINE GÖTTIN

Ephesos ist unter den heute noch berühmten Mysterien- und Orakel-Orten eine ganz singuläre Erscheinung, denn sein Name war groß in der Antike und ist ebenso groß für das Christentum. Eleusis, Delphi, Samothrake erwarben ihre Berühmtheit im Altertum, aber Ansatz für eine christliche Entwicklung wurden sie nicht. Nur Ephesos ist auch für das Christentum hochbedeutend geworden. Zur Hauptsache und in erster Linie durch Johannes, der hier in der Nähe des Tempels sein Evangelium schrieb, dieses Logos-Evangelium am Ort der alten Logos-Mysterien. Aber auch die Höhlen der Siebenschläfer waren lange Zeit ein berühmter Wallfahrtsort. Maria Magdalena habe neben diesen Höhlen gelebt, und nicht zuletzt: Maria, die Mutter des Herrn, sei mit Johannes hierher gezogen, habe in den nahen Bergen gewohnt und sei dort gestorben. Im Jahre 431 fand dann das berühmte Konzil in Ephesos statt, auf dem Maria zur Gottesgebärerin, zur Theotokos erklärt wurde, indem die Meinung, Maria sei nur die Mutter der irdischen Natur Jesu, verworfen wurde. Dieses Konzil hat größte Nachwirkungen für die Christenheit gehabt, so daß der Name dieser Stadt auch für die Christen nie der Vergessenheit anheimfiel.

Einst lag die blaue Bucht der Ägäis in schön gebogenem Schwung vor den Stufen des Tempels, der seine Stirn dem Meere zuwandte. Aber zäh und unermüdlich lieferten sich Land und See einen Zweikampf. Immer weiter trieb die Erde ihre Küstenlinie ins wogende Element Poseidons vor. Der Fluß Kaystros (heute Kütschük Menderes = Kleiner Mäander) trug aus dem Inneren Kleinasiens Schwemmland heran und verstärkte die Substanz des festen Bodens. Dabei unterstützten ihn die Bergbäche im Osten und

Südosten der Bucht, die besonders im Winter aus den Randgebirgen leicht verwitterndes Schiefergestein zu Tal trugen. Das Meer warf dünenbildend die unerwünschte Gabe immer wieder zurück, dennoch mußte es weiter und weiter zurückweichen. Über die dreitausend Jahre hin, in denen wir das Bild von Ephesos ins Auge fassen können, währte dieser Vorgang. Große Schwierigkeiten, die zu verschiedenen Umsiedlungen Anlaß gaben, erwuchsen der Hafenstadt aus diesem Rückzug des Meeres und dem sumpfigen Zwischengebiet, das sich bildete.

Das Artemision selbst siedelte nie um, immer blieb es dem alten Platze treu. Und *in* ihm, wie auch der Tempelbau wuchs und sich dehnte, stand das Bild der Göttin immer auf der gleichen Stelle, wo schon in frühester Zeit das erste Holzbildnis bei einem schlichten Altar gestanden haben soll. Aber die Umgebung des Tempels veränderte sich, und heute ist weder von den heiligen Hainen, in denen die Schüler der Ephesia sich ergingen, noch von der gleißenden Fläche des Meeres vor den Tempeltoren etwas zu sehen. Erst hinter einer Ebene von mehreren Kilometern glänzt ferne der silberne Streifen der Ägäis auf.

Nach Süden zu blickt man über die Felder zum Nordhang des Panajir Dagh. Dort zog sich einst Ephesos als befestigte Bergstadt entlang. Dann kam das sechste Jahrhundert. Es ist die Zeit, da Kroisos in Sardes regiert. Er gerät mit Ephesos in Streit, und es zeichnet sich deutlich ab, daß die Heere des Kroisos obsiegen werden. In der Stadt läßt die Angst vor den Lydern, vor Plünderung, Mord, Schändung und Verschleppung in Sklaverei – wozu die siegenden Heere nach damaliger Gepflogenheit Freiheit hatten – die Menschen auf einen merkwürdigen Einfall kommen. Sie sagen sich: Rettung ist jetzt nur noch bei Artemis, wir wollen uns ihr als ganze Stadt ergeben.

Bis dahin waren das Heiligtum und die Stadt zwei in ihrer Verwaltung geschiedene Institutionen gewesen. Die Priester und Studierenden im Tempel der Artemis, das war eine Welt für sich, und die Seefahrer, Händler, Warentauscher und Geldverwalter waren eine andere Welt. Natürlich war der Tempel mit seinen auch offiziellen Festen der Stolz und das geistige Zentrum der Stadt, aber die profane und die Tempelverwaltung hatten nichts miteinander zu tun. Ephesos war ein weltlicher Hafenplatz und erhob nicht den Anspruch, eine heilige Stadt zu sein, auch wenn sich von der Verehrung der Stadtgöttin Artemis sicher niemand ausnahm. Die Seefahrer trugen ihren Namen in die ganze bekannte Welt, und noch an fernsten Ufern hatte dieser Name einen hohen Klang.

Jetzt aber sieht die Stadt ihrer völligen Niederlage entgegen. Was tut man? Man spannt ein Seil zur Mauer des heiligen Bezirkes des Artemision und erklärt der Priesterschaft: die Stadt unterstellt sich als ganzes Gemeinwesen dem Tempel. Sie gehört jetzt der Göttin Artemis. Bittet ihr Priester den König Kroisos, er möge das Eigentum der Göttin achten.

Wohl kaum ein Sieger hätte solch ein in letzter Stunde gestartetes Manöver ernst genommen, und kaum einem Feldherrn wäre es gelungen, seine beutehungrigen Heere von der Schatzung der gefallenen Stadt abzuhalten. Kroisos tut beides. Er entschädigt die Soldaten aus eigenem Vermögen. Die Stadt wird nicht berührt.

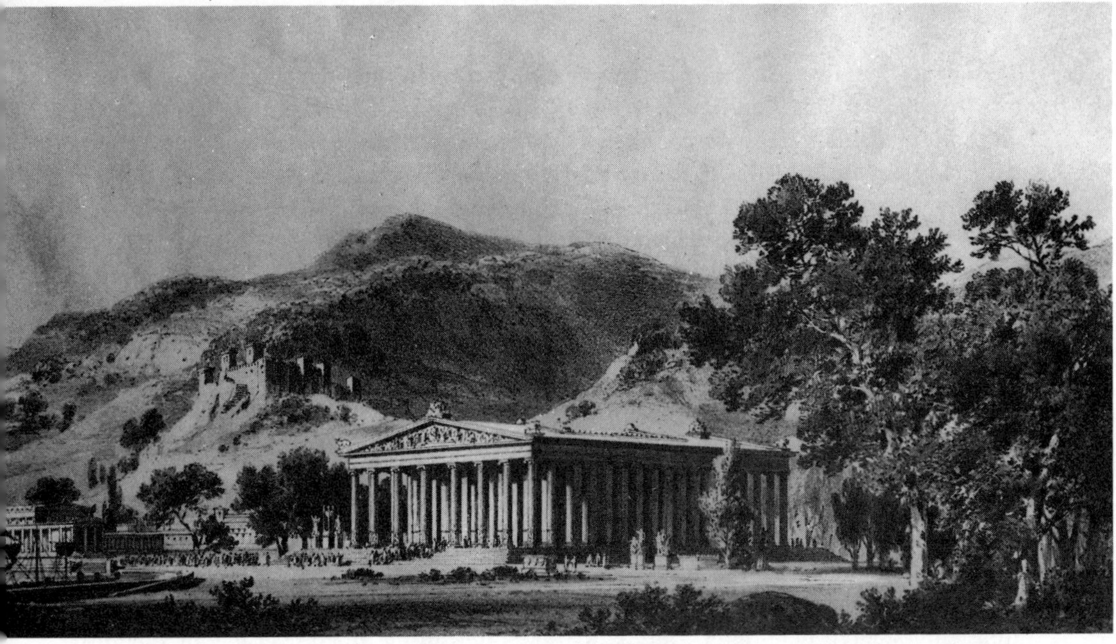

Oben: Rekonstruktion des Artemision am Ufer der Bucht (F. Adler, 1873)

Unten: Der Tempelplatz des Artemision heute – eine feuchte, schilfbewachsene Grube, die zeitweise ganz unter Wasser steht.

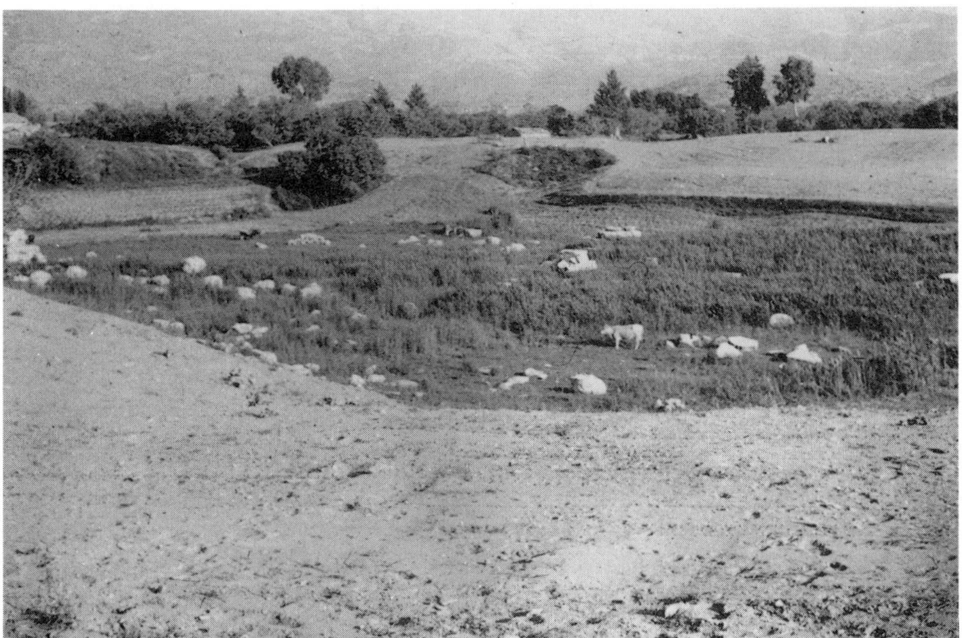

Aber freilich, Kroisos, dem man in späterer Zeit nicht umsonst den Beinamen Salomon der Heiden gegeben hat, zieht eine Konsequenz aus dem Geschehen, auf welche die Epheser kaum gefaßt waren. Er sagt: Wenn ihr jetzt die heilige Stadt der Artemis seid und ganz ihr zugehörig, dann verlaßt eure Bergfestungen, eure Verschanzungen zwischen unzugänglichen Mauern auf den Höhen des Panajir Dagh und zieht friedlich herab in die Ebene und siedelt neben dem Artemision.

Es ist klar – Kroisos schonte die Stadt, aber er gab seinen Sieg nicht preis. Ein kriegerisch befestigtes Ephesos in seinem Rücken konnte nur allzuleicht wieder zu den Waffen greifen. Kroisos aber war vermutlich der Zugang zum Meer, den er jetzt errungen hatte, äußerst wichtig. Doch er überhastete nichts und war von großzügiger Umsicht. Er wollte die Leitung der Umsiedlung keinem seiner eigenen Leute anvertrauen, da er befürchtete, sie könnten parteiisch und feindlich eingestellt sein. So ließ er nach einem Manne forschen, der solcher Aufgabe gewachsen sein konnte und zugleich die Gewähr für völlige Neutralität bot. Man pries ihm Aristarchos im fernen Athen, und Kroisos der Lyder ließ den Griechen kommen und gab ihm fünf Jahre Zeit, die Stadt geordnet umzusiedeln.

Für Ephesos hatte sich damit die Situation stark verwandelt. Aus einer auf Verteidigung eingestellten befestigten Bergstadt war es nun in die Ebene verwiesen, die zwar ungeschützt war, sich aber für eine freie Entwicklung als geeigneter erwies.

Doch auch eine geistige Komponente hatte diese Umsiedlung. Am herben Hang des Panajir Dagh bezeugen noch heute viele in den Felsen geschlagene kleine Nischen, daß sich hier einst ein Heiligtum der Kybele befunden hatte. In alle diese Nischen waren Votivtafeln eingelassen, die das Bild dieser Göttin trugen, die meist mit einem großen Schallbecken, zu Füßen zwei Löwen und rechts und links neben ihr ein alter und ein junger Gott, dargestellt wurde.

Diese kleinasiatische «Große Mutter» war eine Göttin der Höhlen und der Bergeinsamkeit. Aber die Zeit der Höhlen war vorbei, die Entwicklung trat auch geistig ins offene Licht des Tages, und so wurde Ephesos jetzt abgelöst von den Bergen der Kybele, um sich ganz der Artemis zuzuwenden, deren heller Tempel die Stirn nach Westen wendet (was bei griechischen Tempeln sehr selten ist). Das Bildnis der Ephesia schaut von Asien nach Europa.

DAS ARTEMISION UND DIE ZWEI GROSSEN KÖNIGE

Als Kroisos Ephesos eroberte, war das Artemision allerdings noch nicht der herrliche, von Kunstwerken reich geschmückte und in der ganzen Welt berühmte Tempel. Hundert Jahre zuvor hatten wilde Kimmerer-Stämme das Heiligtum eingeäschert, und nun war man im Wiederaufbau begriffen. Daß zu dieser Zeit ein Hirte in der Nähe der Stadt große Marmorvorkommen entdeckte, wurde in Ephesos jubelnd zur Kenntnis genommen. So konnte man den nun geplanten mächtigen Tempelbau von Anfang an vollkommen in Marmor errichten. Aber auch Kroisos tat das Seine dazu. Zumindest die Säulen der Vorhalle, die über dem Säulenfuß mit hohen Reliefs umzogen waren, hat Kroisos gestiftet. Diese gesicherte Gabe des Königs ist der Grund, warum im archäologischen Sprachgebrauch der Artemistempel des sechsten Jahrhunderts auch Kroisostempel genannt wird. Hundertzwanzig Jahre lang arbeiteten bildende Künstler an der Aufrichtung und Verschönerung des Baues. Es mag dies zugleich die vollkommenste Phase in der Entwicklung dieser Mysterienstätte gewesen sein. Ihre künstlerische Form erreichte einen einmaligen Höhepunkt, der Name der Ephesia wurde in der ganzen Welt mit Ehrfurcht genannt und zugleich waren die Mysterien wohl in ihrer letzten Kraft und Blüte.

Vom Äußeren des Baues kann man sich heute eine relativ gute Vorstellung machen, weil man weiß, wie griechische Tempel ausgesehen haben. Außerdem kennt man die Maße des Grundrisses: er war 125 Meter lang und sechzig Meter breit.* Der Cella, dem Kern des Baues, legte man ein so reiches Gewand an Säulen-Umgängen um, daß die Anzahl der Säulen vermutlich mehr als 120 betrug. Plinius gibt 127 Säulen an. Verschiedene Rekonstruktionsversuche heutiger Archäologen differieren nur wenig. Für ihre Höhe von etwa achtzehn Metern waren die Säulen außerordentlich schlank. Sie wurden gekrönt von ionischen Kapitellen und trugen ein mächtiges Gebälk, über dem sich der Giebel des Daches erhob. Sechsunddreißig Säulen, so hat man herausgefunden, waren mit Reliefs geschmückt. Ob sie alle von Kroisos stammen, läßt sich nicht feststellen, aber gesichert ist, daß er außer den Säulen noch verschiedene Weihegeschenke, unter anderem goldene Rinder, an das Heiligtum stiftete.

Während man über das Äußere des Artemisions gut unterrichtet ist, weiß man über die Innengestaltung so gut wie nichts, und die heutigen Experten haben die verschiedensten Ansichten darüber. Eine der Fragen ist, ob das Dach kompakt gedeckt war oder ob es Lichteinfälle gab. Einige glauben, die Cella wäre ganz oder teilweise ein nach oben offener Innenhof gewesen, in dem das Bildnis der Göttin in einem kleinen Naiskos stand. Hier gehen die Hypothesen weit auseinander.[6]

* Zum Vergleich: Der Kölner Dom ist 136,5 m lang. Die Grundfläche des Artemisions soll das Anderthalbfache der Grundfläche des Kölner Domes ausmachen. (Siehe: G. Gruben, Die Tempel der Griechen, München 1976.)

In der Mitte des vierten Jahrhunderts, 356, in der Geburtsnacht Alexanders des Großen, brannte der Wunderbau ab. Ein Mann, der darüber nachgesonnen haben soll, durch welche Tat sein Name im Gedächtnis der Menschen niemals verschwinden würde, hatte ihn angezündet. Finstere Kräfte bedienten sich eines Größenwahnsinnigen, um diesen Quellort von Weisheit und Kultur zugrunde zu richten. Wie ein Marmorbau so völlig verbrennen kann, ist im Grunde bis heute ein Rätsel. Vielleicht war innen eine alte Holzdecke eingezogen, und sicher gab es Vorhänge und Kultgewänder, die brennbar waren – an solche Vermutungen muß man sich halten, um diesen gewaltigen Brand zu verstehen, der nicht nur Ephesos, sondern die ganze Kulturwelt in lähmendes Entsetzen stürzte.

Im Jahre 334 betritt in Alexander wiederum ein siegreicher König die Stadt und findet den Artemistempel im Wiederaufbau, der in den vergangenen zweiundzwanzig Jahren noch nicht weit fortgeschritten ist. Alexander erbietet sich, den Tempel auf eigene Kosten neu zu erbauen; da er aber die Bedingung stellt, seinen Namen an der Tempelfront anzubringen, verzichtet die Stadt mit der höflichen Begründung, es könne ein Gott einem anderen nicht einen Tempel erbauen. Alexander läßt trotzdem seine Truppen in großer Ehrenparade vor dem Heiligtum der Artemis aufmarschieren und gewährt Ephesos viele Erleichterungen. Vielleicht wird er auch zum Schüler der Mysterien, denn es ist überliefert, daß Alexander einmal in einem Festumzug selbst das Bildnis der ephesischen Artemis angenommen hat, sich unter ihrer Maske darstellend, als sei er eine ihrer Statuen.

Der neue Bau wurde an genau der gleichen Stelle errichtet wie der Tempel aus dem sechsten Jahrhundert, nur erhielt er als Unterbau eine große Terrasse. Sie entsprach dem alten Grundriß und barg in sich die wenigen noch übriggebliebenen Säulenstümpfe des Vorgängerbaues. Sorgfältig durch Steinpackungen gesichert, waren sie in die Terrasse eingemauert. Darüber baute man nach dem alten Bauplan den neuen Tempel so, daß Säule über Säulenrest des alten Tempels zu stehen kam, nur verstärkte man den Umfang der Säulen. Die besten Künstler Griechenlands fanden reichlich Arbeit, wurden doch auch die Reliefs an den Säulen neu ersetzt. Die Schönheit dieses «jüngeren» Artemisions machte es als eines der sieben Weltwunder berühmt. So beschreibt zum Beispiel Antipatros von Sidon zunächst die anderen Weltwunder: die Mauern Babylons, den Zeus des Phidias, die Hängenden Gärten der Semiramis, das Helios-Standbild im Hafen von Rhodos, die Pyramiden und das Grabmonument des Maussolos. Dies alles, sagt er, der Reisende des zweiten vorchristlichen Jahrhunderts, «hab ich mit Augen gesehen, doch als ich dann endlich Artemis' Tempel erblickt, der in die Wolken sich hebt, blaßte das andre dahin. Ich fragte: Hat Helios' Auge außer dem hohen Olymp je etwas Gleiches gesehn?»[7]

Auch Phylon von Byzanz sagt: «Der Tempel der Artemis in Ephesos ist ein einzigartiges Gotteshaus. Wer ihn nämlich sieht, wird überzeugt sein, daß der Ort vertauscht und die himmlische Welt der Unsterblichen auf die Erde gekommen ist.»[8]

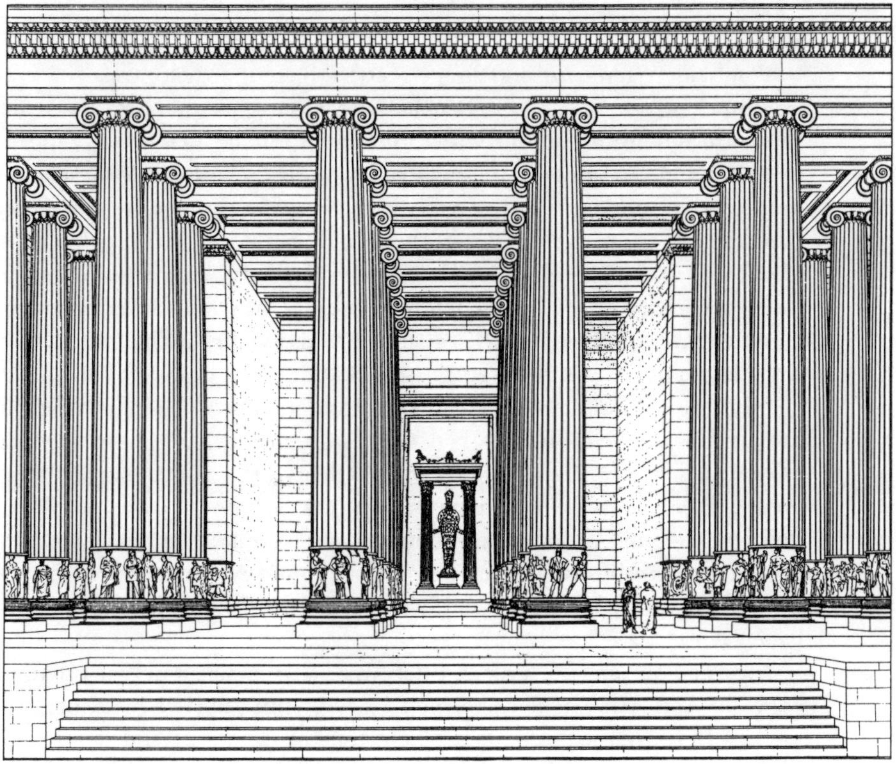

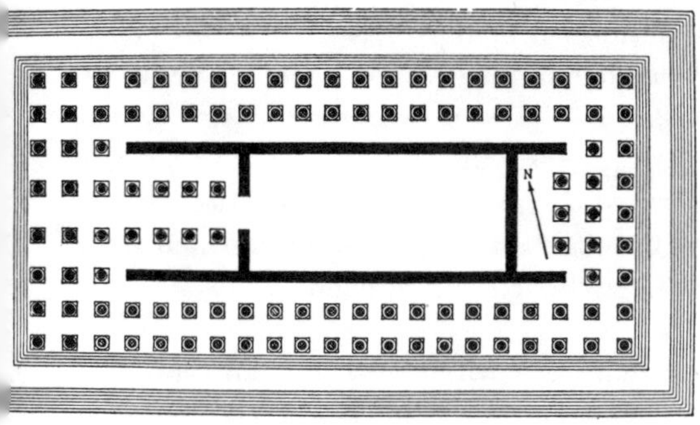

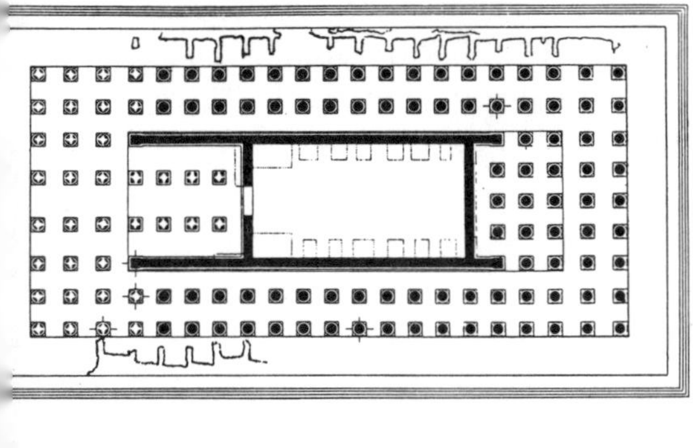

Oben: Frontseite des Jüngeren Artemision. Blick durch die offene Tür auf das Bild der Göttin in einem Naiskos. Rekonstruktionsversuch von F. Krischen.

Links oben: Älteres Artemision. Grundriß-Rekonstruktion nach W. B. Dinsmoor. Das äußere Stufenpodest gibt die Plattform-Vergrößerung des Jüngeren Artemision an.

Links unten: Jüngeres Artemision (nach F. Krischen)

Von beiden Tempeln sind einige Reste erhalten; verhältnismäßig wenige vom Kroisostempel, so ein Kopf und Bruchstücke einer ganzen Gestalt von den reliefierten Säulentrommeln und zwei schöne ionische Kapitelle. Das ausschwingende Kissen des einen Kapitells ist mit einer achtblättrigen Blüte geschmückt. Vom spätklassischen Tempel sind die Funde ein wenig reicher, so eine Säulentrommel mit mehreren Figuren, von denen eine ersichtlich Hermes, eine andere mit großen Flügeln vielleicht Thanatos (der Tod) ist, abwechselnd mit Frauengestalten.* Aber über die Innengestaltung weiß man auch in bezug auf den jüngeren Tempel so gut wie nichts. Auch hier wird man mit dem neuen, heute hellenistisch genannten Stil den archaischen Stil des Vorgängerbaues abgelöst, an der Gesamtkonzeption aber kaum etwas geändert haben.

Eine Frage könnte zum Beispiel sein, was denn die Malerei für Möglichkeiten gehabt hat, an den Tempeln mitzuwirken. Gab es überhaupt Malerei im Innenraum der Cella oder vielleicht an deren Außenwand? Teilantworten kann man sich da und dort bei antiken Reiseschriftstellern zusammensuchen. So findet man in des Pausanias berühmter «Beschreibung Griechenlands» einiges Interessante. Pausanias lebte im zweiten nachchristlichen Jahrhundert. Auch er sah das jüngere Artemision, trotzdem könnten seine Bemerkungen auch für den alten Bau gültig sein, da sich am Kult kaum etwas verändert haben wird.

Pausanias spricht im fünften Buch über den Zeustempel zu Olympia und sagt, es habe ein Antiochos «einen wollenen Vorhang mit assyrischen Webereien und phoenikischer Purpurfarbe verziert» an den Tempel geweiht. Und dann heißt es: «Diesen Vorhang ziehen sie nicht nach oben zur Decke hinauf wie im Artemistempel in Ephesos, sondern lassen ihn, an Tauen ziehend, in den Boden hinunter.»[9]

Es hat also, zumindest in diesen zwei erwähnten Großtempeln, einen Vorhang gegeben, der vermutlich zeitweise das Götterbild und den hinteren Teil des Tempels verdeckte. Es müssen sehr große und schwere Vorhänge gewesen sein, für deren Bewegung man bestimmte Einrichtungen schaffen mußte. In Ephesus wurde er zur Decke emporgezogen. Ob das auch im älteren Tempel so war, oder ob man erst im Bau des vierten Jahrhunderts sich gerade aus Gründen der Brandgefahr diese Lösung einfallen ließ, bleibe dahingestellt. Jedenfalls bedurfte das Kultgeschehen im Tempelinneren eines Vorhangs.

Im zehnten Buch spricht Pausanias über den alten Muldenpanzer, den schon zu seiner Zeit niemand mehr trug, den man aber auf alten Bildern noch sehen konnte, und sagt: «Ich habe diesen von Polygnot gemalt gesehen, und im Tempel der ephesischen Artemis hat der Samier Kolliphon Frauen gemalt, die dem Patroklos die Mulden des Panzers zusammenfügen. Jenseits des Altares hat er Laodike stehend gemalt.»[10] Hier wird wie selbstverständlich Malerei aus dem Tempel von Ephesus erwähnt – eine Szene aus dem Trojanischen Krieg.

* Alles Britisches Museum, London.

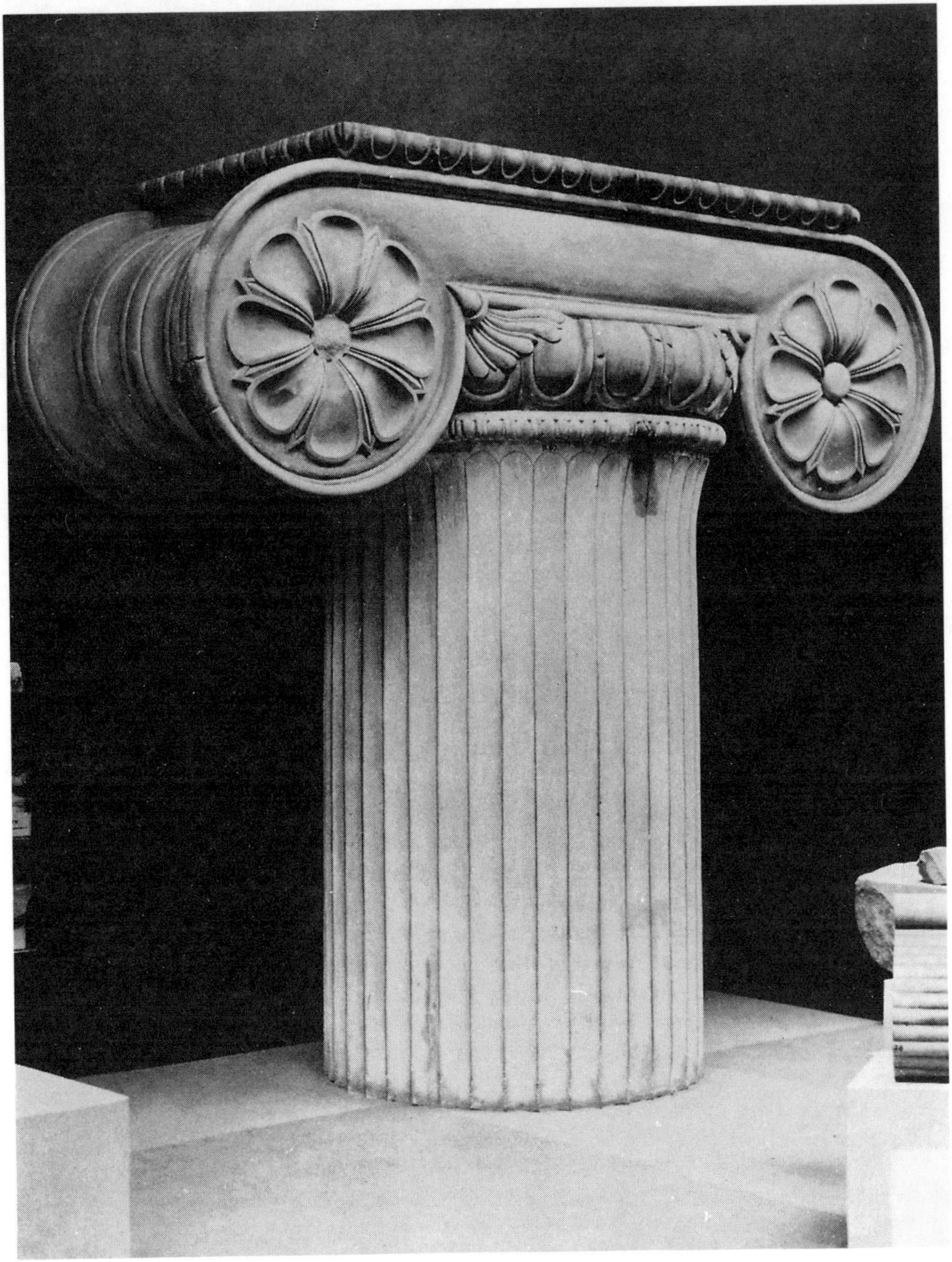

Ionisches Kapitell des Älteren Artemision (Kroisostempel), um 560 v. Chr.
London, Britisches Museum

Auch ist überliefert, daß Appelles, welcher als der größte der griechischen Maler gilt und der zur Zeit Alexanders selbst in Ephesos lebte, im Tempel zwei Alexanderbildnisse malte; eines davon wurde berühmt unter der Bezeichnung: «Alexander mit dem Blitz».

Die erwähnten (Wand-?)Bilder werden sicher nicht die einzigen gewesen sein. Vielleicht war das Tempelinnere ganz ausgemalt. Die griechische Malerei hat ja leider die Zeiten nicht überdauert.

DAS KULTBILD DER EPHESIA

Das Bildnis der ephesischen Artemis, das in vielen Repliken über die Welt verstreut ist, wirkt auf heutige Menschen befremdlich. Viele Betrachter fühlen sich abgestoßen von dieser vermeintlichen Mischung aus Naturalismus und Stilisierung. Das liegt vor allem daran, daß man die an der Gestalt hervorquellenden Formen als «Brüste» bezeichnet.

Das paßt aber durchaus nicht auf alle Statuen. An der in Ephesus gefundenen sogenannten «Schönen Artemis» erinnerten sie den Entdecker Prof. Miltner an Eiformen. Andere Statuen haben zum Teil recht abstruse Vorstellungen, wie Stierhoden, hervorgerufen. So festgelegt der Kanon dieser Standbilder einerseits ist, so sehr variiert doch die Formensprache, und was hier oder dort nach Brüsten oder Eiformen aussieht, können anderswo einfach Buckel sein, abgerundete Buckel, einer neben dem anderen. Auch sitzt diese Buckelpartie gar nicht immer in der Brustzone, sondern manchmal erheblich tiefer. Man ging also mit dieser Zone von «mammae» oder «Eiern», die da wie herausgetreten aus dem Körper der Göttin erscheinen, durchaus so variabel um, daß man den Eindruck haben muß: Die Bildner wußten, was und warum sie so bildeten, sie kannten das *Prinzip* und konnten die Ausgestaltungen variieren. (Außer Betracht bleiben die Darstellungen der römischen und noch späteren Zeit, die nachahmend oft nur noch Zerrbilder und Karikaturen hervorbrachten.)

Wenn auch der heutige Geschmack vor dem Bildnis kapituliert, so wissen wir doch, was für eine hochverehrte Kultstatue das einstens war, an welcher die Menschen offenbar große Erlebnisse hatten.

Nun beruht die Beurteilung der Ephesia meist auf einem Irrtum, der sich daraus ergibt, daß die Aufstellung der Statuen und die Fotos, die man von ihnen verbreitet, nur ihre Vorderseiten zeigen. An die Rückseite kann man in den Museen nur in den seltensten Fällen heran. Die Rückseite aber zeigt, daß hier gar nicht das Bildnis einer monströsen Frauengestalt gemeint ist. Auf der Rückseite fällt das Gewand an einem natürlichen Frauenkörper herab, und die Vorderseite mit all den «Brüsten» und Tieren zeigt sich als ein vorgebundener Kultpanzer. Der eng anliegende untere Teil mit den – in der

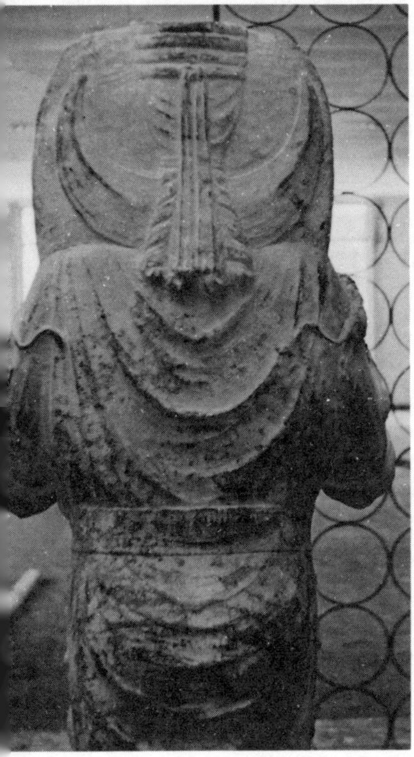

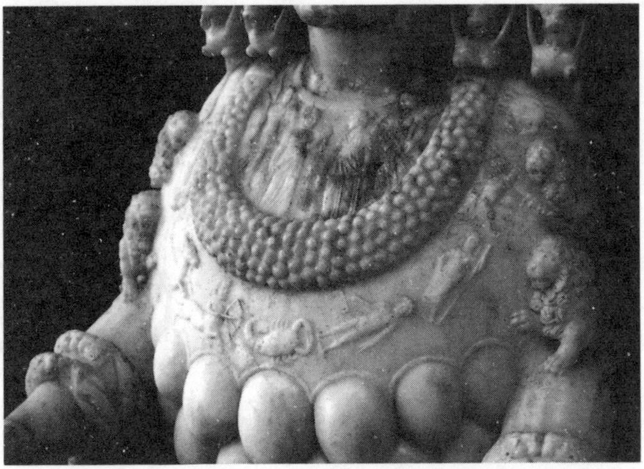

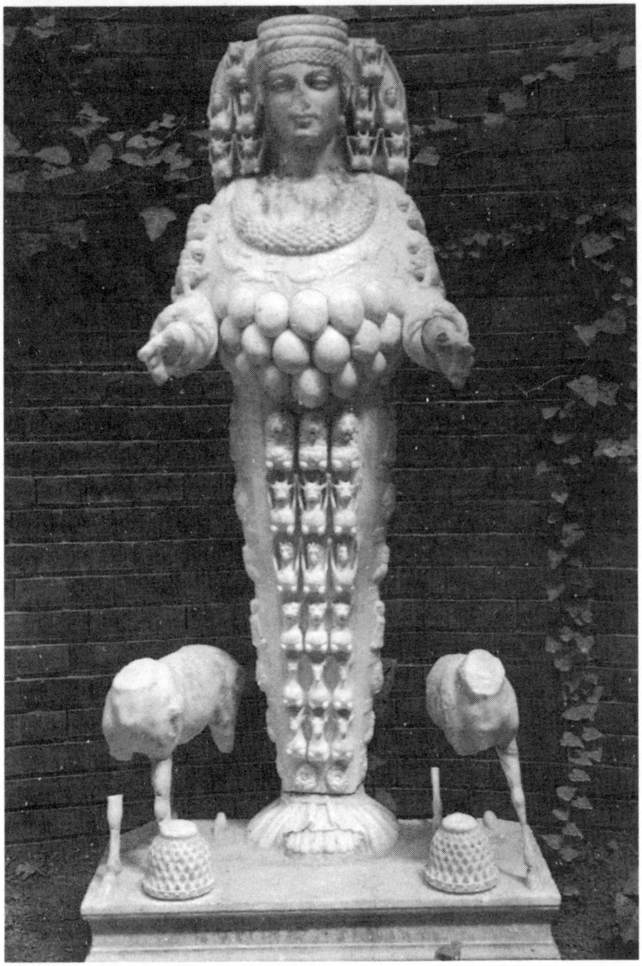

:enannte Schöne Artemis, etwas unter
ensgröße. Feiner parischer Marmor,
weise mit Gold belegt. Die Krone ist
orengegangen. 2. Jh. n. Chr.
:uk, Museum

Regel – Tierdarstellungen ist von der Hüfte ab gesondert umgeschnallt. Man kann sich diesen Teil in seinem strengen Charakter auch in Metall vorstellen, während der oberste Teil, welcher Tierkreiszeichen trägt, manchmal so wirkt, als sei er aus Leder gearbeitet. Man muß ja bedenken, daß es sich bei all diesen Statuen, die uns als Vollplastik oder Reliefs oder auch als Münzprägungen überkommen sind, lediglich um Nachbildungen des eigentlichen Tempelbildes handelt. Dieses selbst ist verschollen, und keine schriftliche Überlieferung meldet Genaueres davon.

Es wird Zeiten gegeben haben, wo der Anblick dieser Göttin überhaupt nur im Tempel möglich gewesen ist, ehe das Bildnis mehr und mehr exoterisch wurde. Aber auch zu dieser späteren Zeit sind die Herzen der Menschen, denen es vor Augen kam, stark bewegt worden, und eine geradezu weltweite Verehrung der ephesischen Artemis breitete sich aus. Aber tieferes Verständnis, den geistigen Schlüssel zu diesem Rätselbilde, wird man sich zu aller Zeit nur durch die entsprechende Mysterienschulung erworben haben.

Nun könnte es auch einstmals, als das Bildnis der Göttin im Tempel zu Ephesus stand, durchaus beabsichtigt gewesen sein, daß der Schauende zunächst nichts von der Rückseite wußte, sondern die Gestalt so nahm, wie sie sich bietet – wie sie sich bieten *will*. Allerdings verrät bereits die Fußzone das weibliche Gewand, denn dessen Schleierfalten rinnen aus dem scharf abgegrenzten Panzer hervor und rieseln in zarter Fältelung über die Füße (wobei die Zehen immer frei gelassen sind). Aber dieses Detail beachtet man zunächst nicht, überwältigt von der Sonderbarkeit dieses Götterleibes. Unter dem Hals trägt die Göttin eine Zone mit Tierkreisbildern. Oft ist der Krebs in der Mitte, manchmal die Zwillinge oder der Skorpion. Das stimmt den Blick, der von oben an der Gestalt herabrinnt, sogleich auf die himmlische, auf die kosmische Sphäre ein.

Wer nun als heutiger Mensch einem solchen Bildnis begegnet und es mit Ernst und wieder sich regender Mysterienstimmung in sich lebendig zu machen sucht, dem kann es geschehen, daß er bei diesen hervorquellenden Formen plötzlich einen bestimmten Gedanken hat, der viel weiter hergeholt ist als die simplen naturalistischen Deutungen, der aber einem Mysterienbild viel mehr entspricht.

Man erinnert sich an Ausführungen Rudolf Steiners über die Weltentwicklung und vor allem an den Anfang der Entwicklung unseres Planeten, an den sogenannten «alten Saturn».

Rudolf Steiner schildert diesen Weltenkörper als lediglich aus Wärmesubstanz bestehend. «Unser Erdendasein fing in seiner ersten Metamorphose an als ein Planet der Wärme, und daraus können Sie schon entnehmen, wie es richtig ist, wenn zum Beispiel der alte Heraklit sagt: Es ist alles aus dem Feuer entsprungen ... Das war eine Wahrheit, die der alte Heraklit aus den alten Mysterien hatte; das wird auch angedeutet, indem gesagt wird, daß er das Buch, in dem er diese Wahrheit niedergeschrieben hatte, der Göttin zu Ephesus geweiht und auf dem Altar dort niedergelegt hat. Das bedeutet, daß er sich bewußt war, daß er diese Weisheit den Mysterien, den ephesischen Mysterien

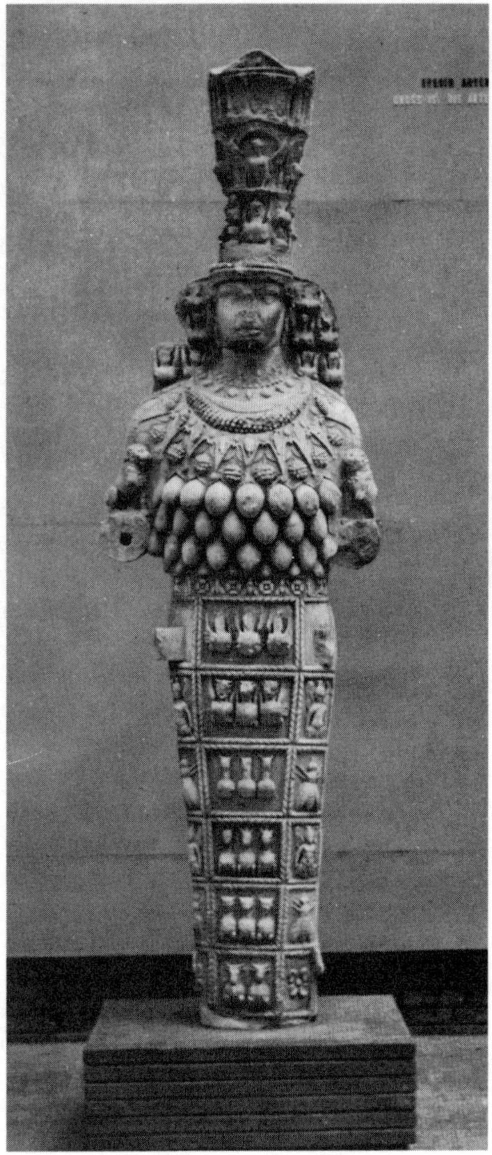

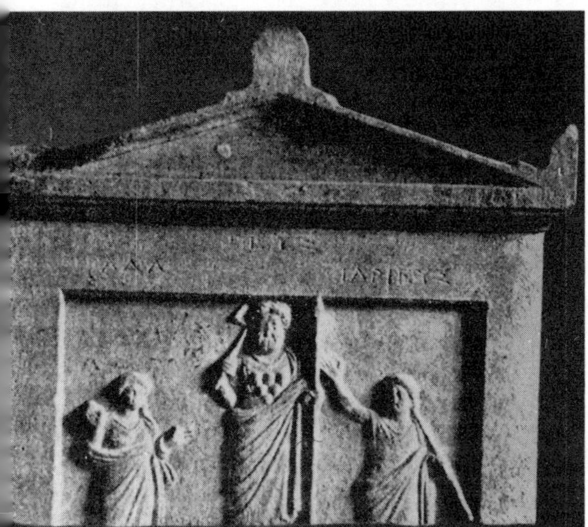

Oben: Sogenannte Große Artemis, etwa zweifache Lebensgröße. Mit Fußteil und Sockel ragte sie ca. 5 m hoch, Domitianische Zeit, 1. Jh. n. Chr., Selçuk, Museum

Links: Zeus Stratios
(auch Zeus Labraundos genannt)
London, Britisches Museum

verdankt, wo in ihrer Reinheit diese Lehre vom Ur-Feuer-Saturn noch immer verkündet worden ist.»[11] Die Wärmekugel des Saturn trieb in einem rhythmischen Prozeß Eiformen, «Wärme-Eier» an ihrer Oberfläche hervor. Er sagt auch, man hätte sie wie eine Art Himbeere oder Brombeere (also mit «Wärme-Buckeln») sehen können, wenn sie zu sehen gewesen wäre.[12]

Führte das Bildnis den Mysten an diese Geheimnisse heran? Die einstmals viel subtileren Seelen, die auch noch mit einem viel lebendigeren Blick begabten Augen der durch die Priester geschulten Mysten, nahmen sie hier auf, was in ihren Seelen im Bildwert weiter arbeiten konnte? Konnten sich Imaginationen losreißen von dem intensiven Erlebnis dieser Göttin? Rudolf Steiner sagt, daß die Schüler von Ephesus im Bildnis der Ephesia «aufgingen», daß sie sich mit ihm «identifizierten».[13] Hier handelt es sich also nicht um ein zu bewunderndes Kunstwerk, sondern um ein Geheimnisse symbolisierendes, im Menschen Erlebnisse auslösendes Mysterien-Kultbild.

Auffallend ist, daß neben dem Kopf der Ephesia, aus ihrer Aura, Tiere hervorspringen. Es kann uns an ein Geheimnis erinnern, das man, wie Rudolf Steiner sagt, «durch alle alten Tempel trug»[14], ein Geheimnis von der Entwicklung des Menschenwesens, das in früheren Zuständen zunächst einmal nur Haupt war. Aber dieses Haupt hatte Tierbildung. Es hatte Tierbildung zu einer Zeit, als es sonst noch gar keine Tiere gab. Aus dem Haupte herausgetrieben wurde diese Tierheit durch Luzifer. Dahinter aber stand Michael, der Luzifer auf die Erde gestürzt hatte, das heißt in die Menschenhaupteskräfte, damit sie intelligent werden konnten. Bei der Ephesia ist die Tierheit aus dem Haupte herausgetrieben.

«Was an den Kopf angesetzt ist als der übrige Organismus, das ist erst gleichzeitig mit der Entwicklung der Tiere an den Kopf angesetzt worden.»[15]

Die Ausbildung unseres Leibes und der Glieder wurde also begleitet durch das Entstehen der Tierheit. Konnte man auch das an der Ephesia ablesen? Auf ihren Armen saßen Löwen, und der untere, den Leib verdeckende Panzer zeigt in Gruppen die verschiedenartigsten Tiere. Sie wirken recht urtümlich und sind zum Teil geflügelt, als sei da hingewiesen auf nicht mehr vorhandene Vorformen der heutigen Tierwelt. Rudolf Steiner nennt diese Zusammenhänge der Menschen- mit der Tierentwicklung «ein großes, gewaltiges Geheimnis».[16]

Es konnten sich aber die ersten Anlagen zum Tierreich nur dadurch bilden, daß der kosmische Tierkreis wie von außen hereinwirkte. Unter dem Hals, auf der Vorderseite der Ephesia, erscheint, wie erwähnt, stets ein mehr oder weniger großer Ausschnitt des Tierkreises. Seine Kräfte umrunden gewissermaßen die Ephesia, erscheinen auf der Brust, verschwinden im Hintergrunde und treten wieder hervor. Durchlebt und durchkraftet vom Kosmischen ist die ganze Gestalt, wenn man sich in sie und ihre Rätsel einleben kann. Es gehört auch noch anderes zu den Bildvokabeln ihres Panzers, so die Blüte, die Biene und eine nur von der Hüfte ab sichtbare geflügelte Menschengestalt, alle meist seitlich an ihrem Panzer angebracht.

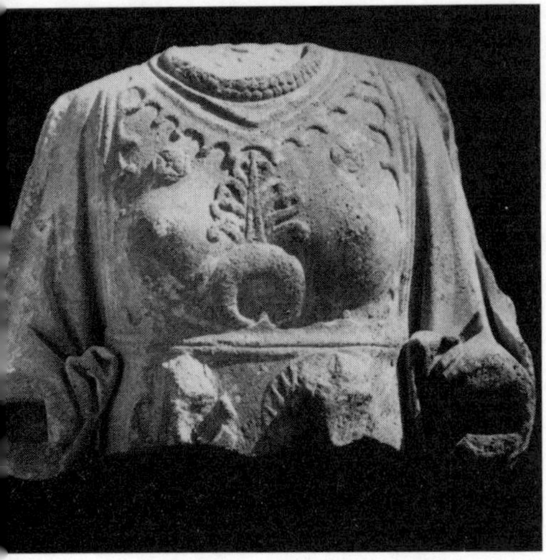

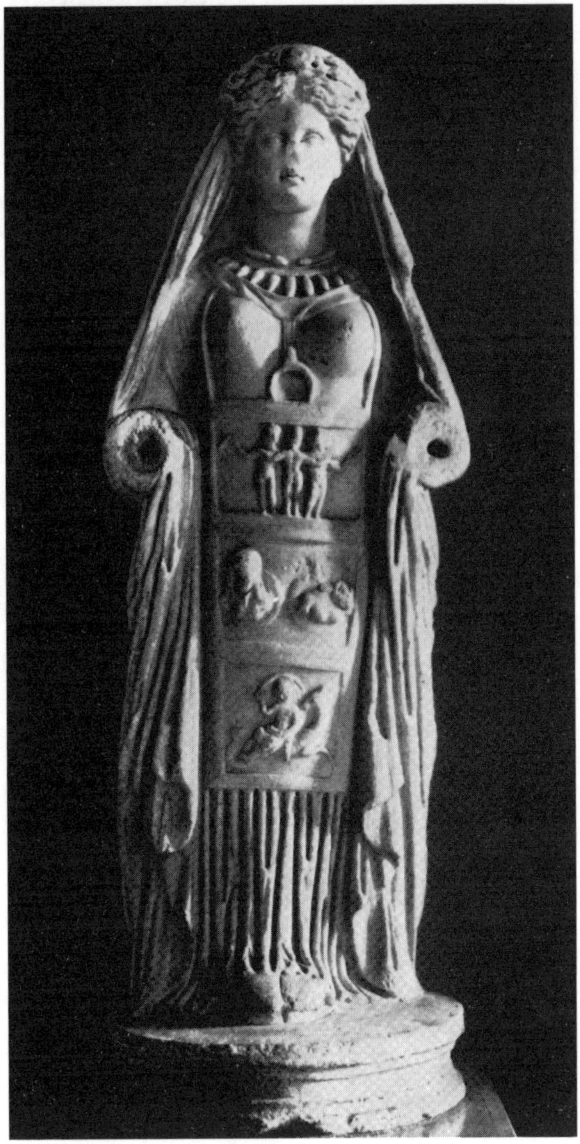

:en: Karische Aphrodite, Torso, Selçuk, Museum

:hts: Karische Aphrodite, Wien, Museum

Was von den sogenannten Brüsten der Ephesia zu halten ist, darüber kann uns ein Relief des «Zeus Stratios» belehren, der sein antikes Gewand vom Oberkörper fortzieht und darunter ebenfalls Brust- oder Buckelbildungen zeigt. Auch er offenbart an sich das Geheimnis eines Kultpanzers. Andere Darstellungen zeigen ihn in Kultpanzern anderer Art, ohne die «Brüste», dafür vom Panzer auch im Rücken umschlossen und mit einer Fülle von anderen Bildzeichen. Neben diesen Zeus- oder Jupiter-Bildnissen steht zuweilen rechts und links ein (kleinerer) Stier, wie neben der Ephesia oftmals Rehe zu sehen sind.

Es mag das Bildnis der Ephesia für die Augen der Uneingeweihten zu Recht lediglich der Ausdruck überquellender Fruchtbarkeit gewesen sein, aber für den Eingeweihten sprach es eine andere Sprache. Es hob ihn aus dem Leibe heraus in Ätherhöhen, und er blickte auf die Erd-Entwicklung im Bewußtsein seiner kosmisch gegründeten Menschlichkeit. Der Myste in Ephesus war weniger ein Anbeter als ein Schüler seiner hochgepriesenen Göttin.

KARISCHE APHRODITE UND DIE EPHESIA

Noch eine andere Göttin gibt es in dieser karischen Form, in der sich Griechisches mit Asiatischem mischt; das ist die sogenannte «Karische Aphrodite». Auch sie trägt einen vorgeschnallten Kultpanzer, der in der Regel aber nicht so tief herabreicht wie bei der Ephesia. Er läßt von dem schönen, feingefältelten Gewand über der Fußzone eine größere Partie frei, verbirgt aber die Füße selbst meistens völlig. Im Rücken ist Aphrodite immer mit einem Mantel bekleidet, der seitlich bis zum Fußboden herabfällt. Auf dem Sockel sind zuweilen zwei Tauben zu sehen, die ein Tuch zwischen sich halten, als sei die darüber sich erhebende Göttin eben entschleiert, offenbart worden. Die Bildnisse der Karischen Aphrodite sind uns, anders als bei der Ephesia, nur im Kleinformat, als Statuetten, erhalten. Sie weisen zwar auf ein großes Tempelbildnis hin, doch kennen wir weder das Original noch Großkopien. Auch an dem Ort, der als Ganzes ihren Namen trägt – Aphrodisias –, hat man große Statuen nicht auffinden können.

Interessant ist zu sehen, was, im Unterschied zur Ephesia, diese Göttin auf ihrem Kultgewand zeigt. Sie ist keine «Vielbrüstige»; die reiche Fülle ausquellender Formen fehlt. Um den Hals trägt sie keinerlei Andeutungen von Tierkreisbildern, dagegen eine Kette oder ein Band, das zwischen den Brüsten herabfällt und einen nach oben gebogenen Sichelmond wie eine Schmuckform trägt. Auf dem Rücken des Mondes erhebt sich zuweilen ein zierliches Pflänzchen, das sich zwischen den Brüsten verzweigt wie ein

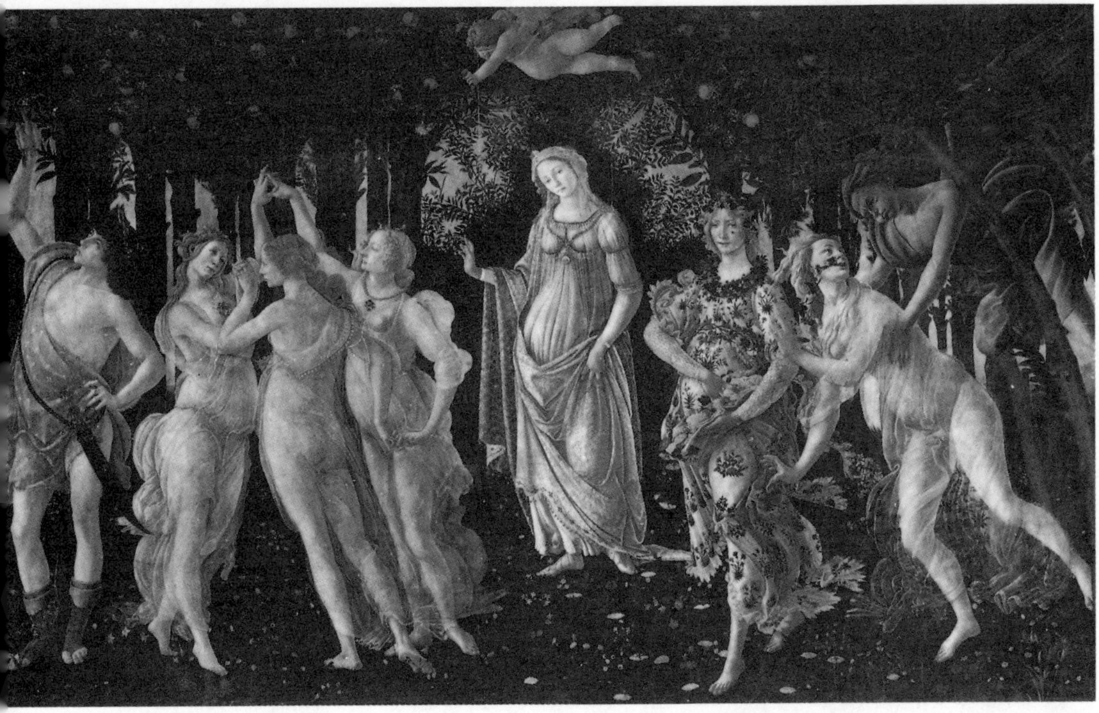

n: Zum Vergleich: «La Primavera» von Sandro
icelli, Florenz, Uffizien

en: Detail aus «La Primavera»

hts: Die drei Grazien, römische Kopie einer
chischen Marmorgruppe, Siena, Dom-Museum

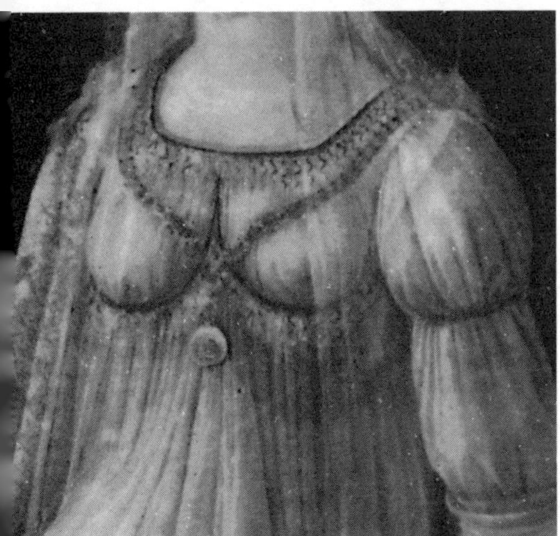

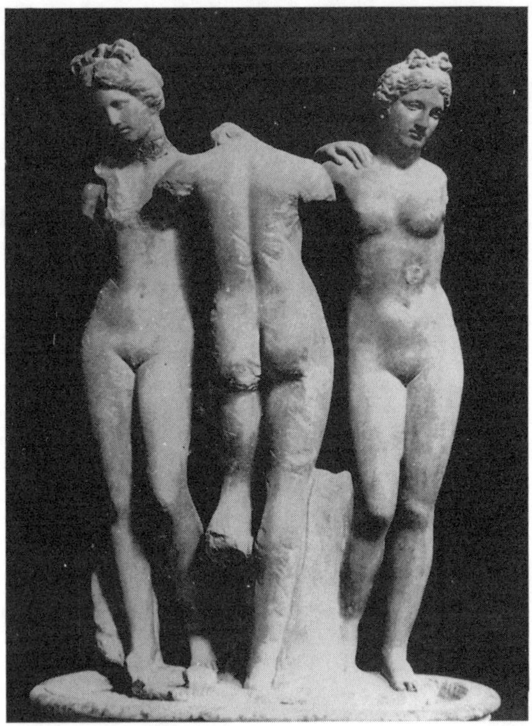

winziger Lebensbaum, der von ihr gehütet wird. Im leeren Rund des Sichelmondes ist manchmal noch etwas angedeutet, das aber schwer zu identifizieren ist. Der Panzer zeigt in der Regel drei, manchmal auch vier quergeteilte Felder. Auf ihnen sind immer zu sehen: Sonne und Mond, personifiziert in zwei Büsten, ferner eine Nymphe, die auf einem Meerwesen reitet, über sich einen vom Lufthauch geblähten Schleier; vor allem aber und am auffallendsten eine *Drei-Mädchen-Gruppe.* Die nackten Gestalten stehen getrennt, verbinden sich aber durch die Arme. In der Renaissance taucht diese Gruppe wieder auf, bezeichnet als die drei Grazien (Chariten), in denen sich Anmut und Lieblichkeit verkörpern sollen.

Am berühmtesten wurde dieses Thema durch Botticellis Bild, genannt «Primavera» (Frühling) oder auch «Der Triumph der Aphrodite». Die Göttin steht anmutig und sanft, aber auch beherrschend in der Mitte der Komposition, links von ihr die tanzende Graziengruppe (dahinter ein Jüngling, in dem sich Mars und Merkur mischen, über den jetzt aber nicht zu reden ist), und rechts von der Göttin sieht man eine andere Dreiergruppe. Sie wird angeführt von einer blumenübersäten Gestalt, die auch Blumen verteilt; man nennt sie «Flora». Hinter Flora eine schleierumhüllte Nymphe, von deren Lippen Blüten fallen, also die Hervorbringerin dessen, was Flora verstreut, und somit der eigentliche «Frühling». Nach ihr greift verlangend eine schwebende grüne Gestalt – männlich, mit aufgeblasenen Wangen und einem luftgeblähten Gewand: der Wind. Über Aphrodite, die Komposition krönend, schwebt der Pfeile versendende Amor. Das Ganze ist ein großartiges Werk, in dem offensichtlich Ideen der Humanisten, für die Botticelli malte, verschlüsselt sind. Es ist aber auch ein höchst überraschendes Bild, wenn man es mit der Kenntnis der Karischen Aphrodite anblickt.

Es ist ein Rätsel, wie Botticelli darauf gekommen ist, das Thema in dieser Art zu gestalten. Allein schon die *Drei-Mädchen-Gruppe* (von der niemand weiß, ob, wann und wo sie in der griechischen Kunst erstmalig aufgetreten ist) soll damals unbekannt gewesen sein. Erst im Jahre 1500 wurde in Rom eine solche Marmorgruppe aus dem dritten nachchristlichen Jahrhundert entdeckt – eine römische Kopie nach einem verlorengegangenen Original (heute im Dom-Museum zu Siena). Sie gilt als Anregerin all der vielen Graziengruppen, die von da an in Plastik und Malerei auftauchen, wohlgemerkt als gesonderte Gruppe, ohne Aphrodite. Abgesehen davon, daß man von Botticelli meint, er habe überhaupt keine antiken Statuen gekannt, hat er «Primavera» bereits 1476/78 gemalt, und er hat eben nicht die Grazien gesondert, sondern als Teil der Aphrodite-Welt dargestellt.

Merkwürdigerweise beachtet man in der Wissenschaft, wenn man «Primavera» bespricht, die «Karische Aphrodite» nicht. Es ist auch nicht bekannt, daß man damals in Italien etwas von ihr gewußt hätte. Aber Botticelli läßt nicht nur die drei Grazien gewissermaßen aus dem Kultpanzer heraussteigen, sondern seine Aphrodite trägt auch eine grüne Kette, die ähnlich wie bei der Karerin zwischen den Brüsten herabfällt und als goldenes Schmuckstück eine Mondsichel hält, deren Spitzen sich unten zusammenfinden, wie bei einigen Aphrodite-Statuen auch; in der Mitte hängt ein roter Stein.

Zu Botticelli scheint ein unterirdischer Wissensstrom gelangt zu sein, der sich einst in der Karischen Aphrodite verbildlicht hatte.

Der Mythos der Aphrodite spricht von ihrer Geburt aus dem Okeanus, dem nach dem Weltbild der Griechen die Erde umfließenden Meer, eigentlich: der ätherischen Welt. Sie ist die Tochter des Himmelsgottes Uranus und ist mutterlos. Nicht Gaia, die Erde, bringt sie hervor. Sie ist zunächst von der Erde noch unberührt. Später steigt sie an Land. Das geschieht zur Zeit der Zeus-Götter, und der Mythos erzählt von einer zweiten Geburt Aphrodites durch die Göttin Dione; der Vater ist jetzt Zeus.

Rudolf Steiner bezeichnet den Aphrodite-Mythos als «einen der bedeutsamsten Gedanken der geistigen Menschheitsentwicklung»[17]. Anstelle des Begriffes wird nach alter Mysterienart in Bildern geschildert. Vom Haupte aus (Uranus), das auch Träger aller zwölf Sinne ist, fallen die Blutstropfen ins Meer. Das heißt, die Sinne werden lebendiger, das Blut der Sinne pulsiert hinunter in die Lebensprozesse. Das, was durch die Sinne aufgenommen wird, wird jetzt zu *Seelen*prozessen. Der Ausdruck dafür ist im Mythos die Geburt der Aphrodite, der Schönheit. Mit dieser Göttergeburt tritt also eine neue Stufe in der Menschheit ein, deren Akzent auf «Beseelung» liegt.

Was hat die «Drei-Mädchen-Gruppe» damit zu tun, die Aphrodite so auffällig auf ihrem Kultpanzer zeigt? Bei Botticelli schon enthüllt sich die Gruppe in einem seelisch sehr differenzierten Charakter, ganz deutlich aber wird das Thema bei Rudolf Steiner, der sowohl geisteswissenschaftlich von der Dreigliederung der Seelenkräfte spricht, wie er auch in seinen Mysteriendramen die Dreiergruppe von Philia, Astrid, Luna als die Repräsentantin der Seelenkräfte erscheinen läßt.

Aphrodite weist mit ihrem Kultbild offenbar darauf hin, daß die Kraft der Liebesgöttin nicht ohne Beteiligung der Seelenkräfte erlebt werden soll. Die Grazien, die Chariten, sind Teil ihres göttlichen Wesens.

Beim karischen Bildnis ist allerdings die Dreiheit noch wenig ausgebildet. Die Gestalten sind gleich, differenziert (und dies nur wenig) lediglich durch ihre Haltung. Sie sind noch unpersönlich, sie sind noch nackt. Aber durch das Wirken der Aphrodite werden sich die Seelenkräfte entwickeln.

Und blicken wir zu Botticelli hinüber, so können wir allein an der Gestaltung seiner Grazien den Weg ermessen, den die Menschheit inzwischen zurückgelegt hat. Hier sehen wir jetzt eine differenzierte, kultivierte Dreiheit. Anstelle der gleichförmigen Verbindung nebeneinander aufgereihter Frauen durch die Arme in Schulterhöhe, ist nun den Armen das Durchtragen eines Bewegungsstromes anvertraut. Diese Mädchen tanzen mehr mit den Händen als mit den Füßen. Dabei hat die Handwoge einen bestimmten Ablauf, und jede der drei Gestalten nimmt in anderer Weise daran teil. Die rechte Grazie gehört dem Tief- wie dem Höhepunkt an und ist in beiden Fällen aktiv; die linke kennt nur Höhe und Mitte, die vordere nur Mitte und Tiefe. Während die oberen Hände sich in gespreiztem Höhentriebe aus der Vereinzelung zusammenfinden, liegt am entgegengesetzten Pol, dem Tiefpunkt, die Gefahr des Stillstandes. Hier drängen die Hände den Bewegungsstrom nicht auf natürliche Weise ineinander, sondern die rechte Grazie holt mit ihren Fingern aus dem Handteller der anderen, was diese an ihrem umgedrehten Arm abwärtsgleiten ließ, um es dann wieder in die Höhe zu führen. Dieser umgedrehte Arm gibt der ganzen Bewegungsentfaltung eine markante Note, und der kritische Punkt wirkt bis hinunter in die Füße: dort entsteht eine Überkreuzung. (Das ist nicht nur auf diesem Bilde, sondern im Gesamtwerk Botticellis eine Seltenheit.)

Botticellis Mädchen sind nicht nackt (wie es andere Maler, auch Raffael, später von der Plastik übernehmen werden), sie sind aber auch nicht bekleidet, sondern werden umhaucht und umrieselt von durchsichtigen Schleiern, die in wundervollen Faltungen die Körper umspielen. Ihre seelenvolle Anmut hat zugleich wieder etwas von dem ätherischen Hauch erhalten, der zur alten, zur großen, zur schaumgeborenen Aphrodite gehörte.

Fassen wir zusammen: Am Kultpanzer der Aphrodite werden ebenso wie bei der Ephesia Leitbilder erkennbar, die bei der Schulung der Mysten zentralen Charakter haben. Die aphrodisische Kraft nicht ohne Seelenbeteiligung zu entfalten und die Seelenkräfte zu Harmonie und Anmut zu kultivieren, kann man mit heutigen Worten als ein Schulungsziel der Mysterien-Aphrodite bezeichnen. Dies beleuchtet wiederum auch den Schulungscharakter des Kultgewandes jener Göttin, deren Ruhm einst durch die antike Welt ging: «Groß ist die Artemis der Epheser!»

Ephesos' weitere Schicksale waren sehr bewegt. Unter Lysimachos, einem der Nachfolger Alexanders, wurde die Stadt erneut umgesiedelt, weil die Ebene zu sumpfig geworden war. Lysimachos zwang die unwilligen Bewohner, dem entweichenden Meere nachzufolgen und wieder auf den Höhen des Panajir Dagh und auch des Bülbül Dagh zu siedeln, was der Hafenstadt einen neuen Aufschwung gab. Aber auch weiterhin trugen alle öffentlichen Gebäude an ihrer Stirn den Namen der Artemis, eingedenk der alten Verpflichtung, ganz Ephesos als ihr Eigentum zu betrachten. Im Säulenvorhof des Rathauses und an vielen bedeutenden Plätzen wurde das Bildnis der Göttin aufgestellt.

Als das Christentum die Stadt der Artemis in die Stadt der Gottesmutter Maria verwandelte, stürzte und zerschlug man zwar ihre Bildnisse, aber sie wanderten nicht in die Kalköfen, sondern wurden wie alte Götterbilder sorgfältig begraben.

Der Spaten heutiger Archäologen hat so manches Bildnis wiederentdeckt, und ein Gefühl von geheimer Verbindung zwischen den Offenbarungen der Jungfrau-Göttin Artemis von einst und der christlichen Gottesmutter Maria ließ einen Archäologen beim Anblick eines aufgefundenen Sarkophages fragen: Ist dies nicht ein christlicher Sarkophag mit dem A und O in der Mitte? Und ist das Pendant der Ephesia, die links darauf zu sehen ist – ist dieser verkündende Mann nicht vielleicht Paulus?

Anmerkungen

Kapitel I

1 Bei der Zählung der Kulturepochen ist zu beachten:

«Die verschiedenen Kulturepochen haben ihren Anfang astronomisch gesprochen nicht am Beginn, sondern in der Mitte des Sternbildes, mit dem sie dann identifiziert werden. Man hat auch die Zeichen in früheren Zeiten von der Mitte der Sternbilder aus, später von dem achten Grad ab gerechnet.

So daß also die Sonne etwa 4300 v. Chr. in das Sternbild des Stieres, von der Zwillingsseite her, eingetreten ist und es schon 1800 v. Chr. verlassen hat, während das Stierzeitalter von 2907 bis 747 v. Chr. gerechnet wird.

In dem Sternbild des Widder lag der Frühlingspunkt etwa im Jahre 1800 v. Chr. bis zum Mysterium von Golgatha, aber das Widder-Zeitalter, die vierte nachatlantische Kulturperiode, dauerte von 747 v. Chr. bis 1413 n. Chr. Es gibt also jedesmal Übergangszeiten, wo zwar die Sonne zu Frühlingsbeginn schon in dem neuen Sternbilde steht, aber ihre Kräfte noch nicht voll aus ihm beziehen kann» (Elisabeth Vreede, Anthroposophie und Astronomie, Dornach 1980).

2 Rudolf Steiner, Esoterik und Weltgeschichte in der griechischen und germanischen Mythologie, Dornach 1955, Vortrag vom 14. Oktober 1904 in Berlin. Gegenwärtig vergriffen. Neuauflage beabsichtigt.

Kapitel II

1 Ernst Buschor, Frühgriechische Jünglinge, München 1950.

2 R. Lullies, Griechische Plastik, München 1960.

3 Ernst Buschor, a. a. O.

4 In der Residenz-Galerie in Salzburg befindet sich ein Bild von Nicolaus Pierre Loir (1624–79) mit dem Titel: «Die Oberpriesterin Cidippe». Im Stile seiner Zeit malt er bewegt und farbenreich, wie die Mutter auf goldenem Thronwagen von den Söhnen Kleobis und Biton zum Tempel gezogen wird und viele Menschen dies staunend wahrnehmen.

5 Ernst Buschor, a. a. O.

6 Rudolf Steiner, Von Jesus zu Christus, GA 131, Dornach 1988, Vortrag vom 11. Oktober 1911 in Karlsruhe.

Siehe dazu auch Ders., Das Matthäus-Evangelium, GA 123, Dornach 1988, Vortrag vom 6. September 1910 in Bern, und Die okkulten Grundlagen der Bhagavad Gita, GA 146, Vortrag vom 2. Juni 1913 in Helsingfors.

7 Novalis, Werke, hrsg. v. Gerhard Schulz, München 1981.

8 Rudolf Steiner, Christus und die geistige Welt. Von der Suche nach dem heiligen Gral, GA 149, Dornach 1987.

9 Ebenda.

10 Ebenda. Vortrag vom 31. Dezember 1913 in Leipzig.
11 Ebenda.
12 Novalis, a. a. O.
13 Ernst Buschor, a. a. O.
14 Dieter Ohly, Kunstwerke der Welt, Ersch.-Ort und -Jahr nicht bekannt.
15 Ludwig Curtius, Interpretationen von sechs griechischen Bildwerken, Bern 1965.
16 Novalis, a. a. O.
17 Ebenda.

Kapitel III

1 Siehe Wolfgang Schiering, Der Kalbträger, Bremen 1958.
2 Johann Wolfgang von Goethe, Hamburger Ausgabe in vierzehn Bänden, hrsg. v. Erich Trunz, München 1981.
3 Im Mittelalter wurde zu gewissen Zeiten die Hand des Verkündigungsengels viel zu groß gemalt: das überirdische Gewicht der Verkündigung drückte sich darin aus.

Vor Grünewalds Colmarer Kreuzigung wird oft diskutiert, ob der Zeigefinger des Täufers nicht zu lang sei – er, der einen Hauptakzent des Bildes ausdrückt. Und wie der rot gekleidete Johannes die weiße Maria umfängt – kann man einen so langen Arm haben? Auf die Betonung einer *Geste,* einer geistig-seelischen Gebärde, kommt es dem Künstler mehr an als auf anatomische Richtigkeit.

Und man vergleiche einmal gute Kopien des Abendmahls von Lionardo da Vinci, etwa den Stich von Morghen oder das Fresko von Ponte Capriasca, das vermutlich von Lionardos treuestem Schüler Melzi stammt, mit dem Mailänder Original. An entscheidender Stelle ist die Wirkung ungleich schwächer, denn niemand bekommt die Haltung des Christus-Hauptes heraus, das bei Lionardo zur Seite geneigt ist und doch eine aufrechte Stirn hat. – Hier liegen die Unwägbarkeiten, die nur die Meisterhand bewältigt. Denn mit dem «anatomischen Fehler» allein ist es nicht getan. Der Meister, der das Mögliche bis zu den äußersten Grenzen beherrscht, kann von seiner irdischen Fertigkeit etwas opfern – einem höheren Vorsatz, einer höheren Ausdrucksgebärde zuliebe. Aber er muß dieses «etwas» auch wirklich zur Verfügung haben, um es opfern zu können! Der Künstler, der diese Freiheit des Ausdrucks noch nicht erreichte, hat zunächst als Ziel, die volle Fertigkeit zu erlangen – die Freiheit des Meisters beginnt erst jenseits dieser Grenze.
4 Siehe Hella Krause-Zimmer, Alles durchweben die Götter. Reisen durch die Kultwelt der Ägäis, Stuttgart 1984, Kapitel: Thasos.
5 Pausanias, Beschreibung von Griechenland, 2. Buch, Stuttgart 1827.

Kapitel IV

1 Johann Wolfgang von Goethe, a. a. O., Bd. 11, Italienische Reise.
2 Ebenda.
3 Hans Bögli, Ein bedeutender Fund aus Aventicum, in: Antike Welt, Nr. 3/1972.

4 Rudolf Steiner, Die Theosophie des Rosenkreuzers, GA 99, Dornach 1985, Vortrag vom 25. und 30. Mai und vom 5. Juni 1907.

Kapitel V

1 Rudolf Steiner, Esoterik und Weltgeschichte in der griechischen und germanischen Mythologie, a. a. O.
2 Homer, Ilias, 5. Gesang, Z. 341/42, übers. v. Joh. Heinrich Voss, München 1957.
3 Rudolf Steiner, Okkulte Geschichte, GA 126, Dornach 1992, Vortrag vom 27. Dezember 1910 in Stuttgart.
4 Ders., Die Apokalypse des Johannes, GA 104, Dornach 1985.
5 Ders., Esoterik und Weltgeschichte in der griechischen und germanischen Mythologie, a. a. O.
6 Ebenda.
7 Ders., Okkulte Geschichte, a. a. O.
8 Ders., Weltenwunder, Seelenprüfungen und Geistesoffenbarungen, GA 129, Dornach 1977, Vortrag vom 18. August 1911 in München.
9 Ders., Esoterik und Weltgeschichte in der griechischen und germanischen Mythologie, a.a.O.

Kapitel VI

1 Herodot, Historien, übers. v. A. Horneffer, Stuttgart 1955.
2 Der Rat, den Kroisos dem Kyros gab, war folgender: Als Kroisos sah, wie die Perser seine Stadt zerstörten und plünderten, da fragte er Kyros: «Was ist es, was alle die Leute dort so eifrig tun?» Kyros erwiderte: «Sie plündern deine Stadt und tragen deine Schätze davon.» Darauf erwiderte Kroisos: «O nein, meine Schätze sind das nicht mehr, die sie dort wegtragen. Sie tragen deine Schätze weg.» Kyros war betroffen, er winkte allen beiseite zu gehen und beriet sich mit Kroisos. Der sagte ihm: «Die Perser sind arm und von Natur übermütig ... wer am reichsten geworden ist, wird sich gegen dich empören.» Das sah Kyros rasch ein, doch wußte er nicht, wie dem zu begegnen sei. Kroisos riet ihm: «Stelle Leute aus deiner Leibwache als Wächter an jedes Tor, die den Herauskommenden die Schätze abnehmen und ihnen sagen, es sei Pflicht, Zeus den Zehnten der Beute zu weihen. Dann werden sie dir nicht gram über die Wegnahme des Erbeuteten und werden es willig hergeben, weil sie deine Forderung als gerecht erkennen.»

Als die Lyder, nachdem Kyros, in Begleitung des Kroisos, abgezogen war und nur Verwaltungen hinterließ, immer wieder aufständig wurden, sagte der Perserkönig zu Kroisos, er sähe keine andere Möglichkeit, als die Lyder in die Sklaverei zu verkaufen und Sardes zu zerstören. Kroisos riet ihm, nur den Aufwiegler zu bestrafen, den Lydern hingegen lediglich das Tragen von Kriegswaffen zu verbieten. «Befiehl ihnen, Leibröcke unter dem Kleide zu tragen und hohe Schuhe an den Füßen. Und Kitharaspiel, Gesang und Handeltreiben sollen sie ihre Kinder lehren. Du wirst sehen, o König, wie bald sie aus Männern zu Weibern werden, so daß du nie mehr ihren Abfall zu befürchten hast.» Kyros nahm auch diesen sonderbaren Rat an, der sich durchaus bewährte. Kroisos rettete dadurch die Lyder vor der Sklaverei und tat auch Kyros einen Gefallen, denn dieser große Perserkönig war nicht grausam. Er würde trotzdem nach der üblichen Art unter dem Zwange der Ereignisse gehandelt haben, hätte er nicht an Kroisos gelernt, daß es ganz andere pädagogische Mittel geben kann, die Menschen zu behandeln. Kyros' Größe ist, daß er die Weisheit dieser Ratschläge sofort erkennt, jeden persönlichen Groll fahren läßt und sich nach dem Worte des Kroisos richtet, als sei es Götter- oder Mysterienwort. – Hier, bei Kroisos, erlebt man einen letzten nach außen dringenden Schimmer jener weisheitsvollen Völkerführung, die ihre Kraft aus den Einweihungen bezog.

3 Siehe Ernst Bindel, Die ägyptischen Pyramiden als Zeugen vergangener Mysterienweisheit, 5. Aufl. Stuttgart 1979, S. 104: «Als das Zeitalter der ägyptischen Kulturperiode bereits vorüber war und das Griechentum die kulturelle Führung an sich genommen hatte, zog ein Grieche, Pythagoras von Samos, in reifem Mannesalter hinüber nach Ägypten und ließ sich als Adept in eine der ägyptischen Mysteriengemeinschaften aufnehmen. Dort soll er nach Plutarchs Bericht durch den Priester Onuphis in die alte Weisheit eingeführt worden sein. Jedenfalls sehen wir ihn nach dem Verlassen Ägyptens in Kroton eine eigene Schule gründen, in welcher er die überkommenen Weisheitsschätze zu etwas völlig Neuem umgestaltete.»

4 Siehe Ernst Bindel, Pythagoras, Stuttgart 1957.

5 Siehe Hella Krause-Zimmer, a. a. O., Kapitel: Der Seher und die Pythonisse.

6 Johann Wolfgang von Goethe, a. a. O., Bd. 6, Erzählungen deutscher Ausgewanderten.

7 Konrad Ziegler, Plutarch: Über Gott und Vorsehung, Dämonen und Weissagung.

8 Konrad Ziegler, Plutarch: Über Gott, Vorsehung, Dämonen und Weissagung, Zürich 1952.

9 Rudolf Steiner, Die Weltgeschichte in anthroposophischer Beleuchtung und als Grundlage der Erkenntnis des Menschengeistes, GA 233, Dornach 1991.
Siehe auch: Ders., Okkulte Geschichte, a. a. O., Vortrag vom 28. Dezember 1910 in Stuttgart.

10 Ders., Die Weltgeschichte in anthroposophischer Beleuchtung und als Grundlage der Erkenntnis des Menschengeistes, a. a. O.

11 Ders., Wege zu einem neuen Baustil. «Und der Bau wird Mensch», GA 286, Dornach 1982. Zur Historie von den sieben weisen Meistern, Heidelberger Handschrift aus dem fünfzehnten Jahrhundert.

12 Ebenda.

Kapitel VII

1 Rudolf Steiner, Entsprechungen zwischen Mikrokosmos und Makrokosmos, GA 201, Dornach 1987.

2 Johann Wolfgang von Goethe, Erzählungen deutscher Ausgewanderten, a. a. O.

3 Rudolf Steiner, a. a. O.

4 Ebenda.

5 Ovid, Metamorphosen, II. Teil, 6. Buch, übers. v. Reinhard Suchier, München 1959.

6 Die durch Ita Wegmann überlieferte, von Rudolf Steiner geschilderte nächtliche Tempelszene in Ephesos läßt darauf schließen, daß eine Öffnung im Dach vorhanden gewesen ist, da das Mondlicht auf das Bildnis der Göttin fällt.

7 In: Maria Dawid: Weltwunder der Antike, Frankfurt a. M. 1968.

8 Ebenda.

9 Pausanias, a. a. O.
10 Ebenda.
11 Rudolf Steiner, Geistige Hierarchien und ihre Widerspiegelung in der physischen Welt, GA 110, Dornach 1991, Vortrag vom 14. April 1909 in Düsseldorf.
12 Ebenda.
13 Ders., Die Weltgeschichte in anthroposophischer Beleuchtung und als Grundlage der Erkenntnis des Menschengeistes, a. a. O., Vortrag vom 31. Dezember 1923. Siehe auch Ders., Das Initiaten-Bewußtsein, GA 243, Dornach 1993.
14 Ders., Die Sendung Michaels, GA 194, Dornach 1983, Vortrag vom 22. November 1919 in Dornach.
15 Ebenda.
16 Ebenda.
17 Ders., Das Rätsel des Menschen. Die geistigen Hintergründe der menschlichen Geschichte, GA 170, Dornach 1992, Vortrag vom 15. August 1926 in Dornach.

Erstabdruck der einzelnen Kapitel:

Kroisos, in: Die Drei, Nr. 2/1965.
Kleobis und Biton, Der Jüngling bist du ..., in: Die Drei, Nr. 2/1965.
Apoll von Tenea, in: Die Drei, Nr. 2/1976.
Stier- und Widderträger, unveröffentlicht.
Apoll von Thasos, unveröffentlicht.
Goethe und die Athena Giustiniani, in: Das Goetheanum, Nr. 29/1974.
Der Kopf von Avenches, in: Die Drei, Nr. 1/1976.
Von Pelops zu Orest, in: Das Goetheanum, Nr. 29, 30/1964.
Kontinuität des delphischen Orakels, in: Mensch und Welt, Nr. 5, 6/1968.
Die Frau, die das Brot buk, in: Das Goetheanum, Nr. 31/1965.
Ephesische Priesterinnen, in: Das Goetheanum, Nr. 40, 41/1963.
Ephesos – sein Tempel und seine Göttin, unveröffentlicht.
Das Kultbild der Ephesia, erste Fassung in: Das Goetheanum Nr. 46/1992.
Karische Aphrodite, erste Fassung in: Das Goetheanum, Nr. 48/1992.

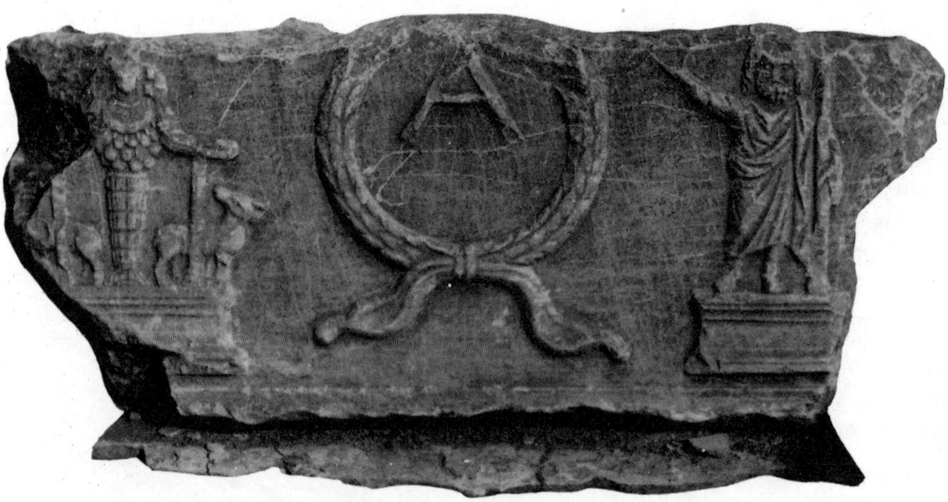